药仪文化

中药与文化的交融

杨柏灿　沙妙清　主编

全国百佳图书出版单位
中国中医药出版社
·北京·

图书在版编目（CIP）数据

药仪文化：中药与文化的交融 / 杨柏灿，沙妙清主编 . —北京：
中国中医药出版社，2023.12
ISBN 978–7–5132–8251–2

Ⅰ . ①药…　Ⅱ . ①杨…　②沙…　Ⅲ . ①中国医药学
Ⅳ . ① R2

中国国家版本馆 CIP 数据核字（2023）第 124420 号

中国中医药出版社出版

北京经济技术开发区科创十三街 31 号院二区 8 号楼
邮政编码　100176
传真　010-64405721
河北联合印务有限公司印刷
各地新华书店经销

开本 710×1000　1/16　印张 16.75　字数 228 千字
2023 年 12 月第 1 版　2023 年 12 月第 1 次印刷
书号　ISBN 978 - 7 - 5132 - 8251 - 2

定价　68.00 元
网址　www.cptcm.com

服 务 热 线　010-64405510
购 书 热 线　010-89535836
维 权 打 假　010-64405753

微信服务号　zgzyycbs
微商城网址　https://kdt.im/LIdUGr
官 方 微 博　http://e.weibo.com/cptcm
天猫旗舰店网址　https://zgzyycbs.tmall.com

如有印装质量问题请与本社出版部联系（010-64405510）

《药仪文化：中药与文化的交融》编委会

主　编　杨柏灿　沙妙清

副主编　修琳琳　杨熠文

编　委　（按姓氏笔画排序）

金潇逸　赵怀智　费尔立

姚天文　高　敏

高　序

　　时过 4 年，杨柏灿教授又一部关于中药文化的通识读本《药仪文化：中药与文化的交融》即将出版，与前两本《药缘文化：中药与文化的交融》《药名文化：中药与文化的交融》一同构成了中药文化通识读本系列丛书，为之感到欣喜不已。

　　回想 2007 年中华中医药学会中药基础理论分会成立之初，我与杨教授初次相识。当时他向我提及有关中药的文化属性，意欲进行研究，我为之眼前一亮，却也感觉困难重重，因中华文化浩瀚渊源、博大精深，开展中药与文化关系的研究涉及领域甚广，但同时我又极为欣赏杨教授的志向，对之充满了期盼。

　　历经 7 年的光阴，2014 年杨教授完成了第一本中药文化通识读本《药缘文化：中药与文化的交融》，请我作序。读罢书稿，我不禁为杨教授和他带领的一帮青年才俊的文采所感染，为书中的内容而喝彩，这是全国第一本真正意义上的中药通识读本！立意高远，内容精炼，文笔流畅，欣然写序。

　　3 年之后的 2017 年，杨柏灿教授的第二本中药文化通识读本《药名文化：中药与文化的交融》也告面世，再次请我写序。该书延续了前书的编写体例和风格，但聚焦于中药药名背后的中国传统文化现象。读罢书稿，让人深切感受到中药文化的博大精深，也更加领悟了习近平总书记关于"中医药是中华民族的瑰宝，凝聚着深邃的哲学智慧和中华民族几千年的健康养生理念及实践经验"等论述的深刻内涵，十分欣赏杨教授严谨的治学态度和广泛的知识面，再次为之挥笔写序。

一晃又过了5年，杨教授将他第三本中药文化通识读本《药仪文化：中药与文化的交融》呈现于我，言道："中药文化通识读本至此已成系列，三书之中，《药仪文化：中药与文化的交融》耗时最多、编写最难。"邀我为之写序。读完书稿，我不禁为杨教授十余年来孜孜不倦、锲而不舍的学术追求所感动，也对他为中医药和中国传统文化传播所付出的辛勤劳动和取得的成绩而欣慰，更为本书独辟蹊径、精彩纷呈的内容而赞叹。

关于文化的定义有很多，总体而言有广义和狭义之分。广义的文化泛指人类在实践中所创造的精神成果和物质成果总和；狭义的文化指人们普遍的社会习惯，如衣食住行、生活方式和行为规范等。中药不仅存在于人们防病治病、养生保健的医疗活动和衣食住行的日常生活中，也贯穿于人们的精神世界中，承载和传递着人类对美好生活的向往与追求，对自然万物的崇拜与敬畏，对先辈先贤的缅怀与思慕。可见，文化与中药都具有物质和精神的双重性。

《药仪文化：中药与文化的交融》中的"药象篇"向世人讲述着中华儿女血脉中始终流淌有虎图腾"奋勇不屈"的血液，龙图腾"和合万邦"的基因；"药祭篇"传颂着中华民族敬畏自然的谦卑心态、敬仰先贤的高尚情怀；"药礼篇"则着眼于人生老病死、衣食住行中的各种礼仪活动，彰显中华"礼仪之邦"的风范；"药福篇"弘扬了人民对美好生活的追求向往，以及尊老敬老的传统美德。这众多的精神文化生活中，始终以中药为主线，展现了中药在各种精神文化活动中的应用与寓意，凸显了中药与传统文化的交融。

在杨教授研究中药与文化关系的这十余年里，他将所感所得投入到课堂教学与大众科普活动中，起到了潜移默化、寓教于乐的效果，让同行、学生和社会大众都直观地感受到只有站在各个文化层面上聚焦、解读中药，才有可能真正理解中药、用好中药；也只有透过中药背后的文化内涵，解析中药的文化属性，才能感悟到中药的真谛。

　　杨教授与其团队多年来为我们不断奉上中药文化的大餐，传播中药文化，为之深感敬意，特此作序。希望杨教授及其团队能在中药文化创作和传播上走得更远。

北京中医药大学教授　全国教学名师

中华中医药学会中药基础理论分会名誉主任委员　高学敏

2023年3月15日

前　言

历经 3 年余的时间，中药文化通识读本《药仪文化：中药与文化的交融》终于面世了。

从 2013 年开始着手编著中药文化通识读本以来，不知不觉就要迈进第 10 年了，中药文化通识读本也形成了系列丛书。10 年间先后出版了《药缘文化：中药与文化的交融》《药名文化：中药与文化的交融》，直至如今的《药仪文化：中药与文化的交融》。三书既独立成著，又互为关联，前后呼应，从不同角度与层面诠释了中药的文化属性。

《药缘文化：中药与文化的交融》以文化药旅的形式，分别从饮食、民俗、汉字、文学和哲学的角度，向读者展示了中药与多元文化的水乳交融;《药名文化：中药与文化的交融》秉承"名正言顺""名副其实"的宗旨，分别从生肖、农耕、道家、儒家以及外来文化的视角，向读者呈现了中药药名背后所蕴含的中国传统文化。

《药仪文化：中药与文化的交融》为中药文化系列通识读本的第三本，承接前书的编写体例，秉承"文化引领中药、中药展示文化"的编写原则，分别从图腾文化、祭祀文化、礼仪文化、福寿文化等视野解读中药在精神文化中的应用与体现。

在古代，"義"（义）是仪（儀）的本字。"義"为义举之意，有仁义之战之意。"仁义"的含意从其造字结构上部为"羊"可知，在图腾文化中，羊蕴含善良、仁义的精神内涵。图腾文化起源于原始时代，人们把某种动植物等当作自己的祖先或保护神，期望获得它们的力量与技能，应对严苛的自然环境。由此，家族、氏族，乃至民族、国家形成了特有的图腾标志，承载着人们共同的精神寄托、理想信念和价值目标。其中，有些图腾的本体可作本草入药，使图腾的精神内涵与本草的特性相互呼应。在本书第一篇中，图腾文化以"象"为纽带，描绘了古人探求自然奥秘、沟通自然与社会的历史画卷。

在古代，战前的祭祀占卜是必须的流程。"義"的造字本义又可解读为出征前以羔羊为祭品，祭祀占卜预测战争凶吉的隆重仪式，这也是上古时期祭祀文化的主要内容。祭祀文化是中国传统文化中不可或缺的一部分，其内容和形式伴随着人类文明的发展而不断变化，但其本质与目的始终未曾改变，其真谛在于教化人民。日月山川、风火雷雨等自然祭祀，是人类与自然的对话，可以提醒人们永远要对自然保持谦卑感恩之心；先祖先烈、列祖列宗的祭祀活动，是后人与先人的对话，意在教育世人不忘先贤，学做一个诚信忠信之人；特定时令、特定时节的祭祀内容，是人们岁时团聚的欢宴，稳固家人间的亲情，又传承了文化习俗，是获得文化自信的平台。在众多形式的祭祀活动中，始终有中药的身影，在有些场合甚至以中药作为主角，彰显出祭祀活动与中药文化的交融。

这些图腾崇拜、祭祀流程最终成为固定的、周期性的活动被保留了下来，形成一种特有的仪式——礼仪。礼仪活动遍及社会各个层面、各种生活活动，包括祭天地、祭社稷、祭宗庙在内的祭祀礼仪，之后又扩大贯穿到个人的生老病死、婚丧嫁娶、衣食住行、言谈举止，它们各自有特定的礼节、仪式和制度。由事神扩展至事人、事家、事国，形成了礼仪文化。中药的生长特性、命名方式、采制方法、性状特点、功效应用，由古代中国人遵循自然规律和体悟生命现象而来，体现了传统文化的根本观念和思维方式，更是礼仪文化"天之经""地之意""民之行"的独特象征和载体标本。从衣食住行到生老病死，中药成为中医药文化与中国古代礼仪文化互相渗透的载体。

　　图腾的诞生、祭祀的出现、礼仪的形成，这些文化现象背后所体现的则是社会民众对美好生活的向往，对幸福美满的祈福，由此衍生出了具有华夏民族特色的福寿文化。人们从自然中发现了能预示祥瑞的征兆，进而以祥瑞之物祈求等待福的降临，规避祸端，最终实现健康长寿的目的。福兆、祈福、避祸、祝寿这些环节背后始终有着中药的存在，部分习俗沿用数千年保留至今。

　　本书通过解读各种精神文化的内涵、特征与表达形式，自然引入中药知识，分别从药名、药源、药性、药效、药用等多个方面展示中药与精神文化的交融，揭示中药具有物质文化和精神文化的双重性，昭示中药知识渗透于中国优秀传统文化的各个领域，凝聚着中国传统文化的精髓。

　　自着手编著中药文化通识读本的近 10 年来，深切感受到了中国传统文化的博大精深，也日益发现中药领域的学无止境及自己所学之不足。本书不仅涉及中医学、中药学知识，亦涉猎植物学、动物学、训诂学、历史学、民俗学等学科内容。勉力为之，错误在所难免，期各位专家学者及读者赐教指证。

《药仪文化：中药与文化的交融》编委会

2023 年 3 月 15 日

目 录

第一篇　药象——图腾文化与中药

第二篇　药祭——祭祀文化与中药

第三篇　药礼——礼仪文化与中药

第四篇　药福——福寿文化与中药

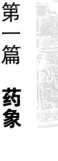

第一篇　药象

——图腾文化与中药

引　言

2020年东京奥运会，我国运动员领奖鞋的设计灵感参考了汉代出土织锦文物"五星出东方利中国"，取其五星共见东方之天象的好兆头，鞋面的花纹包含了日月、祥云、瑞兽等形象生动的图腾纹样，寄望奥运健儿过关斩将、争金夺银、创造佳绩。纹样图腾，通过"象"符号，与美好的愿望联系在了一起。"象"蕴含了数千年来的中国传统文化概念和哲学思想，影响了中华民族的思维方式、表达方式。

《易经·系辞》曰："在天成象，在地成形，变化见矣。"从天地日月、山泽动植之象，到日常生活的器物纹样形象，再到中医学的藏象、脉象。"象"涉及许多方面，通过观察自然的表象、创造寄托想象的符号，从而揣度事物内在的本质属性，包含了精神品格、民族意识、探索求真的概念。以"象"为纽带，古人探求宇宙奥秘、沟通自然与社会，形成了中华传统文化的独特内涵。

图腾一词最早来源于印第安语"totem"，意为"它的亲族""它的标记"，最初的含义是一个群体部落或者民族的标志与象征。图腾作为符号之"象"，其形成凝聚了古人丰富的想象力，同时承载着敬畏自然、崇拜权力、追求和平等特定的象征意义。它可以是血缘亲属、祖先、保护神，也可以是自然界中的风、火、雷、电、山川、河泽，更可以是幻想构造的神话形象。

青龙在天，体态矫健；白虎仰首，跃起飞腾；朱雀嘴衔龙角，尾接祥云；玄武盘旋数弯，气势恢宏。它们遨游于云气之中，画面大气磅礴，与四方、五行、星宿等相结合为"四象"而为人们所崇拜，更被视为天地之精气、四方之神灵，成为我国传统文化一道亮丽的风景线。

"四象"的姿态生动、活泼、优美、耐人寻味，在体现古代劳动人民高尚的艺术趣味、严谨的审美观念和丰富想象力的同时又富于装饰性，具有丰富的文化内涵。汉代的铜镜、砖瓦、碑阙及墓室里的壁画或石刻画像上常以"四象"为装饰纹样，以象征四方，寓避邪祈福之意。

中医药植根于传统文化的土壤，中医诊断疾病讲究"视其外应，以知其内脏，则知所病矣"，是通过望、闻、问、切得到的表象去辨识内在脏腑功能的"司外揣内""取象比类"的过程，将天、地、人视为整体，运用比类方式把人体的五脏六腑、情志活动与自然万物进行联系。整个过程以"象"为纽带；而中药的运用，多以"象"为引，四象之中龙图腾上天入海，施云布雨，为鳞虫之长，故中药被冠以"龙名"，意在传达其功效的强大；虎图腾勇猛威武，名震山林，为百兽之君，故中药又有三味药被誉为"虎将"，旨在体现其祛邪护正之功；凤凰衣长于明目退翳，彰显凤凰图腾飞翔九天、追寻光明之象；真武汤功善温阳利水，又彰显玄武图腾顶天立地、司掌河水之能。可见，"四象"不仅在神话故事里拥有济世救人的神力，更可转化成药物的功效来治病救人。

祛邪扶正、包容探索、自信求新，"四象"图腾与中医药文化荟萃交融，洞穿和负载了生命的奥秘，产生了无穷的魅力和无限的生机，因而博大精深、历久弥新。

第一章　龙图腾

中华文明自诞生伊始，便与龙关联在了一起。从七千年前的石器时代至今，龙几乎贯穿于整个中华文明史，形成了特有的"龙文化"

在已出土的上古文物中，人们发现了许多形状似龙的图纹；在流传至今的上古神话中，中华民族祭拜的神灵多有龙的特征；在农耕文化下的农人，将龙视为雨师，能够兴云布雨，掌管晴雨。秦汉之后，历代帝王以"真龙天子"自居；在民间，舞龙灯、赛龙舟的节日仪式，龙腾虎跃、龙凤呈祥的语言艺术等无不刻上了龙的烙印。龙不仅在中华民族的文化中处处可见，更是成为一种象征"奋进""和合"的精神图腾渗透在每一位华夏儿女的血液中，华夏儿女以"龙的传人"而自豪。"龙"成为中华民族的代名词，"龙图腾"更是成为中华民族自强不息、奋勇向前的精神符号。

龙图腾的精神渗透于中华文明的每一个角落，在广博的中药世界里同样有龙图腾文化的存在和体现。龙主司云雨的职责使得一些能够体现"兴云布雨"特点的方药被古人冠以"龙"名；龙上天入地，翻云入海，拔萃于万物，许多中药以"龙"为名突出其功效的显著；"龙有九似"的形象所蕴藏的"和合"精神同样在中药的调和之效与民族医药间的融合中得以体现。

第一节 兴云施雨显龙力

在漫长的社会实践经历中，原始先民充分认识到水是农业的命脉，久旱不雨、河道干涸，或阴雨霏霏、河涝成灾，都足以引起粮食的歉收、绝收，使一年的辛勤耕作付之东流。限于当时人们对自然的认知和生产力水平，原始先民无从解释"雨从何而来""天何时会降泽甘霖""何时又会久旱无雨"，于是先人们选择从精神世界的层面祈求上苍的庇护，祈求有一种能够左右大自然的力量以确保风调雨顺，粮食丰收。

他们看到下雨前总是密云笼罩，只道是云背后藏有司云雨的神灵。《论衡·感虚》记载："雷雨时至，龙多登云，云龙相应，龙乘云雨而行。"这里将云、雨、龙相联系。葛洪《抱朴子》更直接呼"龙"为"雨师"。于是，对于龙的形象，先民将其想象成一种具有巨口长身的巨兽，通过象形造字，读音则借雷雨"隆隆"之声，于是一种称为"龙"的图腾便应运而生。由此，龙图腾中的龙形象化身为司雨之神，寄托着古人对风调雨顺的期盼。

在中药领域，有许多方药之名与"龙"相关，如中药中的地龙、方剂中"青龙汤""黄龙汤"等，这些名称背后正是龙图腾中龙司云雨的文化内涵。

❶ 地龙出行兆晴雨

雨水的多少，对于农耕的影响显而易见，古今皆然。古时人们限于当时的科技水平，无法掌握较为准确的天气预报。但古人在长期的劳动中，观察到下雨前后自然界中的一些特殊现象，并逐渐找出其中的规律。其中，蚯蚓的活动变化就成为古人预判下雨的一个征兆，由此将蚯蚓与

"龙"并列,赋予其一个响亮的称号——地龙。

《礼记·月令》记载:孟夏之月"蝼蝈鸣,蚯蚓出,王瓜生,苦菜秀。"古人早就观察到,蚯蚓孟夏始出,仲冬蛰结,通常预示着雨季的到来,与龙图腾"春分登天、秋分潜渊"的意境有相似相通之处。同时,夏季每逢大雨之前,蚯蚓多会出现于地面之上,因而农人根据蚯蚓的活动以推测晴雨,从而指导农作物的播种。由此,古人认为其"可兴云,又知阴晴",故将其与主司云雨的龙相联系,而享有"土龙""龙子""地龙"的美誉。

地龙也是一味十分常用的中药。作为药用,地龙知雨而动、喜在阴寒潮湿土壤中活动的习性,使之秉承了水土阴寒之气,故性味咸寒,归于肝经、肺经,上通肺络,能清泄肺热,以治疗肺热引起的咳喘,下入肝经,能清泻肝火、息风定惊,而用于肝经热盛所出现的高热不退、痉挛抽搐。

不仅如此,《本草崇原·本经下》指出"地龙"之名的另一层内涵,言其:"能穿地穴,故又名地龙。"蚯蚓居于地下,如龙般屈伸自如,穿行于土中。对于古代农人而言,蚯蚓不仅兆示农耕所需的雨水,其在土壤间的穿梭又能够使土壤更为松软肥沃,为农作物带来养分,是农人心中的祥瑞之龙。作为药用,地龙同样性善通行,能够化瘀通络,对于风湿痹证所出现的关节疼痛、屈伸不利,或是中风后络脉瘀阻病证所出现的半身不遂、口眼㖞斜,地龙皆用之有效。同时地龙又能够通利水道,清泄湿热,用于湿热下注引起的水肿、小便不利。

❷ 辰龙升腾布津液

长久以来,龙作为兴云布雨之神,位于十二生肖之列。清代刘献廷在《广阳杂记》中云:"辰者,三月之卦,正群龙行雨之时,故辰属龙。"十二地支中的"辰"时对应农历三月。此时春时将至,农作物最需雨水的浇灌,故群龙登天而兴云布雨。同时,古代地质中"辰"属于东南偏东之地、五行之中东方对应青木之色,故古代四象中常将"青"与"龙"并称，谓之"青龙"。

丹波元珍在《伤寒论辑义》中言："天地郁蒸，得雨则和。人身烦躁，得汗则解。"对于人体而言，雨犹如人身之汗。当寒邪客于肌表，郁遏阳气，须假雨发汗而凉之。张仲景在《伤寒论》中拟大、小青龙汤两方。对此，清代张秉成在《成方便读》中解释："龙为水族，大则可以兴云致雨，飞腾于宇宙之间；小则亦能治水祛邪，潜隐于波涛之内耳。"大青龙汤发汗透散之力显著，与青龙兴云布雨相类，故以"大青龙"为名，以寓其强大的发汗布雨之力。小青龙汤长于散寒蠲饮，如龙在波涛之中祛除水泛，故以"小青龙"命之。

若是将古代四象扩为五象，所增为"黄龙"之位。"黄龙"与"青龙"皆为龙之所属，均有兴云布雨之能，但所辖有异。青龙主辖东方，而中央之位则为黄龙所守护。在方剂中有"黄龙汤"一方，亦是取龙司雨之性，治里热壅闭、燥屎内结、阴血亏耗之证。《张氏医通》曰："汤取黄龙命名，专攻中央燥土。土既燥竭，虽三承气萃集一方，不得参、归鼓舞胃气，乌能兴云致雨。"方中以大黄、芒硝等组成的承气汤比类黄龙，行寒下攻积之能，解热实互结之患，复中央脾土之阴。但此时由于气血亏耗，胃气无权，不能推送，单以承气汤就如龙登于天而无云相助，故方中佐以人参、当归等补益气血之品在于鼓舞胃气，以增承气汤迅扫之威，间接行黄龙布雨之功，而使胃之津液得复。

❸ 龙禹疏凿决水涝

自古以来"农业"与"水"之间的联系，除表现为气候的晴雨外，也与河流水系的旱涝紧密相关。以黄河、长江为代表的河流水系为劳动人民的农垦提供了充足的水源和土壤，也为文明的肇始提供了条件。

水能载舟，亦能覆舟。黄河的不定期泛滥同样给沿河民众带来了深重的灾难，长此以往，人们认为这滔滔洪水之中必有主宰。在先民的心中，"龙生于水"（《管子·水地》），"渊有神龙"（《水经注》），无论是江河

药仪文化——中药与文化的交融

湖泊，还是潭渊溪涧，有水之处便会有龙的驻守，于是龙被赋予了主宰河泽的使命。上古神话"大禹治水"中，据载"禹治洪水时，有神龙以尾画地，导水所注，当决者因而治之"（《楚辞·天问》），龙通过对河泽的控制能力，协助大禹疏导治水。后世为褒奖大禹治水的功绩，将其与"龙"并称，尊称大禹为"龙禹"。

在治水过程中，大禹将"壅"改为"疏"，通过疏导的方式，顺水之性，因势利导，将泛滥的河水注入大海，而使洪水得以平息。如此的思维方式也在中医治疗水肿中得以借鉴。张子和在《儒门事亲·湿形》中记载："病水之人，其势如长川泛溢，欲以杯勺取之，难矣！必以神禹决水之法，斯愈矣。"其中有两首代表性的逐水方更是取自大禹疏凿治水的典故，名为"疏凿饮子"与"禹功散"。

疏凿饮子中以商陆逐水通利二便，泽泻、赤小豆、木通等利水渗湿使水湿之邪从小便而出，又以羌活、生姜等疏风解表，使水湿之邪从肌肤而泻。禹功散则以牵牛子通利二便，茴香畅通气机，生姜开泄腠理。两方均效仿大禹疏凿江河之意，通过上下、内外分消水肿之势而行利水消肿之效。

如今知道，雨的发生与龙并无联系，祷龙祈雨的活动只是古人一种精神图腾形式上的表达和寄托。通过这种形式，先民在与龙的沟通、与上苍的对话中，展现了对自然的敬畏之心，以及向往风调雨顺、安居乐土的精神追求。

第二节　出神入化展龙姿

古语云："神龙见首不见尾。"龙司兴云布雨，藏于云中，给人一种扑朔迷离的神秘感。为了刻画龙的形象和姿态，据刘志雄《龙与中国文化》

中记载，远古先民寻找不同形象来描绘，如渭河流域的鱼状龙纹、漳河流域的鳄状龙纹、太湖流域的虎状龙纹、汾水流域的蛇状龙纹等。龙在各文化区域的图腾形象丰富而多样，由此拉开了古人对龙的形象寻觅与探索。

这些上古时代祭祀礼器的原龙图腾形象都具有出神入化、通天彻地的神兽身份。于是古人视龙为最为聪灵的动物，有"虫莫知于龙"之论（《左传·昭公二十九年》），并常以龙喻不凡之人，如圣人孔子在见老子时，以"龙"比喻老子，诸葛亮隐居隆中之时，有"卧龙先生"之称。古代君王利用龙在人们心目中的地位，常以真龙天子自居，并神化了自身与龙的联系：称其身曰龙体，其容曰龙颜，其衣曰龙袍，其坐曰龙椅，其轿曰龙辇，其诏曰龙函，其令曰龙吟……由此，龙成为象征皇权的图腾，在社会上也形成了以"龙"为贵的现象。

在对龙形的探索和龙迹的寻觅中，根据龙上天遁地的通天之能，古人发现了自然界的天龙、地龙、海龙，寻得了地底洋流中的龙骨、龙齿、龙涎；在对龙的认识逐步深入后，以"龙"为贵的社会现象又赋予了一些药物以龙眼、龙须、龙胆，形成了富有特色的"龙药"姿态。

❶ 飞天遁地享龙名

在远古先民内心，龙作为一种具有神性的生物，上天、遁地、潜渊无所不及。诚然，古人或许并未真正见过龙，但在甲骨文多达七十余种的龙形文字中，"长身而曲"成为龙共有的特点。根据这种形态特点，先民将自然界中三种生物赋以"龙"名，分别对应龙上天、遁地、潜渊的特性，命名为天龙、地龙与海龙。

天龙，又称壁虎，活动于屋檐篱壁间，善于飞檐走壁，似飞龙在天；地龙，即为蚯蚓，活动于田间土壤中，善于遁地而行，似见龙在田；海龙，活动于海草植物丛，善于隐匿藏身，似潜龙在渊。三者均有着龙般的特性，以及屈曲、纤细而修长的身形，故而成为古人内心中落入凡间的龙。

同时，三者的龙形也赋予了其相应的药用价值。天龙与地龙如龙般上天入地的特性，入药时表现为功善通行的特点，能通络息风止痉，用于治疗中风后惊痫抽搐、半身不遂。其中天龙尚能够解毒散结，现代常用于肿瘤的治疗，而地龙又能够通利水道，善治水肿、小便不利之症。对于海龙而言，虽说海龙王的信仰在唐宋时期《太上元始天尊说大雨龙王经》便已出现，而四海龙王更是借《西游记》《封神演义》等神话小说为大众所熟知，但现实生活中海龙的形象却直至清代赵献可编撰的《本草纲目拾遗》中才被发现和确定。由于其行踪隐秘、善于藏匿的特性，在入药时表现为补益敛藏的特点，被古人号为"珍物""功倍海马"，是补肾壮阳之佳品，能够用于肾阳不足诸证，尤善治疗男子之阳痿遗精、妇人之宫寒不孕。

❷ 齿骨唾涎觅龙迹

古人在探寻龙的踪迹时，一些古代留存的骨骼化石引起了古人的关注。他们认为这些便是龙的遗骸，并将其作为药用。李时珍在《本草纲目·鳞部》中第一味药物即为"龙"，并对龙的形态、特征、喜恶、地域等做了详尽的描述，其中记载的龙入药部分包括龙骨、龙齿、龙涎等。

如今知道，所谓龙骨、龙齿其实是古代大型哺乳动物骨骼、门齿等的化石，具有不同的药用价值，古人对此早有认识和应用。其中，龙骨、龙齿经过长期的风化，性质平和，味甘而涩，质地重镇，归于心经，善于安神，既能重镇安神，又能养心安神，并能收敛心神，是治疗一切心神不宁病证的要药、专药。同时，龙骨、龙齿又归于肝经，能平肝潜阳，治疗肝阳上亢引起的头痛眩晕。若煅用，龙骨则具有收敛之性而能用于遗滑病证的治疗。

龙涎为海外舶来进贡之品。《本草纲目拾遗·鳞部》曰："新安有龙穴洲，每风雨即有龙起，去地不数丈，朱鬣[1][liè]金鳞，两目如电，其精

---

① 鬣：兽类颈部

华在浮沫，时喷薄如澹泉如雨，土人争承取之，稍缓则入地中，是为龙涎。"虽说如今知道龙涎香是抹香鲸的肠内分泌物，但在古人眼中，龙涎在海上所形成，而龙居于海中，从而认为其为龙所吐涎沫干燥而成，又其干燥后散发出独特的香味，故称"龙涎香"，古时常作焚香使用。作为药用，龙涎芳香之性则赋予其活血通脉、醒神开窍之功，可用于心脉闭阻引起的胸痹心痛。

❸ 龙名药草寓龙颜

远古先民所描绘的丰富多样的龙图腾形象，融合汇集了水中的湾鳄、黄鲤，陆上的蜥蜴、蛇虺，天间的苍鹰等诸多动物，成为图腾文化中神性最为丰富、力量最为强大、功绩最为卓著的神兽。在人类生活中，为了寻找一个喻体、一个象征来彰显、神化一个人或者一件物，龙顺理成章成为首选。于是，在古代形成了以龙作为人杰和皇权象征的文化内涵，也有了古人以龙称物，寄托龙的灵性和祥瑞之意的社会现象。

"以龙为贵"的思想同样渗透于中药的命名中，形成了特有的"龙药"文化现象。除了因形似龙形的天龙、地龙、海龙，以及源于龙体的龙骨、龙齿、龙涎等"龙药"外，尚有一类药物与龙形、龙源无关但也名为龙的植物药，如龙须、龙胆、龙眼、龙舌等。森立之《本草经考注》对此解释："凡药物以龙名者，皆假诧其德以神其效耳……以似眼非眼名龙眼，以似葵非葵名龙葵之类是也。龙胆亦复此例。"其表明这些药物之所以冠以"龙"名，正是借"龙"拔萃于万物之颜貌姿态而具有强大的效用。

龙胆草因其味苦如胆汁而名。胆汁为至苦之品，苦味能泻能燥，作用趋下，而龙胆草泻燥皆备，作用于下焦肝胆，能够泻肝胆实火，清肝胆湿热，可谓是全具苦性。故以"龙"为名正是在于突出其味苦之极、清热燥湿力之强。"龙眼"即桂圆，其为象形义，果实形圆如珠而得名。同时，"龙眼"也是面相学术语，认为"波长眼大气神藏"者为"龙眼"，为大贵之相。可见，"龙眼"以"龙"为名既是说明其果以大者为良，亦是借

"龙"之名，突出其在补养气血之效。此外，叶长如舌而称龙舌，性滑似葵而名龙葵，其含义皆与之相似。

作为具有悠久历史的龙图腾文化，如今早已褪去古时一些带有皇权特色的内容，保留和发展为一种积极向上、奋发图强的精神力量，深入民心，催发着中华民族的复兴，向世界昭告着中华民族不屈不挠的精神。同时，一些优秀的"龙文化"回归渗透到平民百姓的生活中，"正月正，舞龙灯""二月二，剃龙头""五月五，赛龙舟""六月六，晒龙袍"，龙在众多传统节日民俗中展现着其风姿神韵。其中中药"龙药"文化，更是以一种特殊的形式，展示了龙图腾的内在神性与外在威力。

第三节　容合万邦育龙心

上古时期，在黄河流域与长江流域生活着大大小小的氏族部落。每个部落均有其所尊奉的图腾作为氏族标志和精神象征。北方游牧民族尊马为图腾、彝族人视其为虎族后裔、古越人奉蛇为神等。在千百年部落间的交流、斗争与联合的过程中，华夏族最终实现了统一，并完成了对民族图腾的确立，那便是龙。

近代学者闻一多在《伏羲考》中对龙图腾的产生如此解释："现在所谓的龙便是因原始的龙图腾兼并了许多旁的图腾，而形成的一种综合性的虚构的生物。"远古时期华夏民族在战胜其他氏族后，并没有选择消灭他们的图腾，摧毁他们的文明，而是在原始龙图腾的基础上，将各氏族的图腾巧妙叠加，集众物之所长，相互兼容并合化，从而生成了新的图腾标志。由此，龙图腾超越了氏族的界限，以其兼容并蓄的"和合"精神，将中华 56 个民族紧紧凝聚成一个大家庭，成为各部落、各民族间所共有的图腾。

在中药领域中，药物间相互配伍所发挥的不同功用，甘草在方剂中所发挥的调和之效，以及海外交流中对域外境外药物的融合与吸纳，都在不断演绎着中华龙图腾"容和万邦"的伟大精神。

❶ 配伍和合促药效

对于龙图腾的形象，李时珍在《本草纲目》中引东汉学者王符言龙有九似："头似驼，角似鹿，眼似兔，耳似牛，项似蛇，腹似蜃，鳞似鲤，爪似鹰，掌似虎。"可见，华夏民族在创造龙图腾时，意识到单一的龙力量有限，于是逐步兼容吸纳了其他氏族图腾之长，规避自身的不足，与鹰相合可飞天，与鲤相合可潜渊，与蛇相合可善行，与虎相合可迅猛，从而被赋予了更为强大的神力，成为古代四灵之首。

对中药的认识同样经历了从单味到配伍应用的过程，古人通过药物间配伍，提高药效，降低毒副作用。当两药配伍后药效增强，为相须和相使配伍，如大黄与芒硝配伍治疗便秘，麻黄与杏仁同用治疗咳喘等。对于一些毒性药物，则须通过相畏相杀的配伍方式，使原本药物毒性降低，如生姜制约生半夏毒性。当然，药物间的配伍亦需要有所取舍，对于会降低或产生的毒副作用的相恶和相反配伍，如人参与莱菔子、半夏与附子等，则须有所规避，甚至禁用。

同时，龙图腾在吸纳其他氏族图腾后，并未因此失去自身特点，反而使其特点更为突出而强大。在中药中，每味药物通常具有多效性的特点，但在治疗具体病证时，根据配伍的药物不同，其药效发挥具有选择性、针对性。如中药桂枝为纯阳之品，性质温热，但根据配伍药物的不同，其温热作用侧重于不同方面，如配伍麻黄发挥温散解表作用，配伍白芍以发挥温卫和营功效，配伍附子以温阳散寒，配伍当归以温经通脉，配伍薤白以温振心阳治疗心阳不振之胸痹心痛，配伍白术以温运脾阳治疗脾阳不运之痰饮水湿等。

由此可见，无论是通过药物间的配伍来实现增效减毒的目的，抑或是

药仪文化——中药与文化的交融

发挥药物针对性、选择性的作用，无不体现了以"和合"为核心的龙图腾所传递出的兼容精神。

❷ 国老甘草和百药

作为多民族国家，中华民族之所以能够经受住历史上的朝代更替，维系各个民族的团结统一，正是在于中华民族求大同存小异的共同心理。这样的心理源于龙图腾在民族与民族间形成的和合共荣的纽带。

由于疾病的复杂性，中药处方大多是多味药物的组合，中药之间也需要一个纽带来维系药物间的和合稳定，其中应用最广的药物便是有"国老"之称的甘草。陶弘景《本草经集注》曰："此草最为众药之主，经方少有不用者……国老即帝师之称，虽非君而为君所宗，是以能安和草石而解诸毒也。"国老为德高望重之人，其虽非君王之位，却为君王所宗，受国人尊崇，能够协调朝廷的内外关系，而甘草作为药中"国老"，则能够调和诸药，发挥缓和药性、药味之用。

在治疗亡阳证的四逆汤中，方以附子、干姜补火助阳，回阳救逆，然附子、干姜皆为大热之品，明代戴元礼《证治要诀》载："附子无干姜不热，得甘草则性缓。"附子配以甘草能缓和其温燥之性，且能使药力更为持久。在治疗实积便秘的调胃承气汤中，方以大黄、芒硝泻下攻积，但大黄、芒硝攻下之力强，故配以甘草，以缓和泻下之力，并延缓大黄、芒硝在肠道中的停留时间，既缓和峻猛的药性又延长了作用时间；在治疗寒热错杂、脘腹痞闷的半夏泻心汤中，方中黄连、黄芩性质寒凉，以清泻为主，人参、干姜性质温热，以温补为主，整方寒热并进，补泻同用，故配以甘草能起到调和寒热补泻之效。

正是因甘草"调和众药"之性，古代有着"十方九草""无草不成方"之说，而"调和"作为中药理论所特有的药物功效和治疗理念，也是龙图腾和合共荣的精神在中药应用中的体现。

❸民族共济添药源

龙图腾的出现打破了中华民族的血缘与地缘的界限，不论民族、不论地域均将自己视作龙的传人。伴随汉文化与各民族文化间的交流，许多民族药物也逐步渗透融入了中药大家庭中，丰富了中药材的药源与药用。

唐宋时期大食国（阿拉伯帝国）的兴起，许多阿拉伯商人来到中原定居学习，并将阿拉伯医药带到中原，形成了最早的回族先民和回医回药。香药作为回药的主要特色也伴随香料贸易进入中原，如丁香、豆蔻、砂仁、山柰、草果等。中原地区的回民或阿拉伯商人的后裔将这些药物与传统中药结合，创制了"十三香"，成为日常生活中重要的调味品。此后，这些回药因其辛香温燥之性被赋予了温中散寒、芳香化湿、行气宽中等中药功效，化身为颇具特色的中药，迄今仍在临床上发挥着防病治病、养生保健的中药作用。

作为藏药，红景天入药历史悠久，早在公元1200年的藏医《四部医典》中就将其称为"神药"，言其"性平，味涩，善润肺，能补肾、理气养血"。近40年来，红景天在防治高原反应及治疗缺氧性疾病的作用得到重新的关注。如今的红景天已不单单是地方性使用的藏药，同样也被吸纳入中药行列，认为其能益气活血、通脉平喘，收录在《中药学》教材、《中国药典》中，广泛应用于中医临床。

古往今来，海外药物、民族药物不断地以各种形式与中药融合，并最终成为中药大家庭的成员。其所传递的不仅是中药文化的海纳百川、求同存异、血脉相连的博大胸怀，更是中国龙图腾文化和合与共、同舟共济、和谐共存的精神格局。

兼容并蓄、和合共荣的龙图腾精神，从最初巩固了氏族部落间的内部团结，到实现一统后化身为华夏民族的图徽和象征，再至今日成为联结海内外中华儿女的情感纽带，一步步走来，贯穿了中华文明千年的历史长河。"和"也是中药文化的精髓，无处不体现出"和"的内涵：中药的配伍应用，甘草的调和之性，民族间医药的融合，正是龙图腾"和文化"精神的践行者和参与者，从中能够领略到本草诸药的"中华龙精神"。

第二章　凤凰图腾

药仪文化——中药与文化的交融

凤凰是我国古代传说中的神鸟，与龙一样，原始先民在丰富想象的基础上，融合了众多动物所长，经过创造性的艺术加工，塑造出了五彩兼备的神鸟——凤凰。在中国传统文化中，凤凰与龙共同组成了中国传统文化最主要的图腾崇拜，两者也一并成为中国人心中的"吉祥物"，人们常用"龙凤呈祥"一词来指代吉庆之事。

在浙江余姚河姆渡遗址，曾出土了一把牙雕凤凰匕形器，这似乎印证着早在原始社会时期，就已经有了凤凰图腾的雏形。其实在凤凰图腾诞生之前，原始先民们就已经对凤凰的各类融合对象加以崇拜了。鸡的日出而鸣，乌的日中而立，燕的征候时令，孔雀的羽色华美，这让先民们或惊喜而感叹，又或敬畏而崇拜。凤凰集羽族之所长，融合了各类飞鸟崇拜，成为百鸟之王，自由翱翔于天地之间，向日求明，与风为伴，不受束缚地探索着世界的每一片天、每一寸地。这对于一辈子固守于自我领地的原始先民们而言，凤凰不仅仅是传递信息、带来祥瑞的神鸟，也代表着对自由的向往，并赋予了人们探索未知的勇气。正是这份勇气，才使众人在炎帝、黄帝等氏族领袖带领下，决然地离开熟悉的旧土，不断向外迁移、扩张、融合，最终诞生了伟大的华夏民族，而凤凰图腾也在氏族部落融合的过程中，接纳了更多的融合对象，出现了"鸿前麟后，蛇颈而鱼尾，龙文而龟身，燕颔而鸡啄"的凤凰形象。

随着文明的发展，人们开始将自身对世界的理解和体验、希望和期待、智慧和情感投注于凤凰这一文化符号上。凤凰非竹实不食，非梧桐不栖，成为高洁君子的寄托，也表达着他们对于美好事物的不懈追求。这些美好或是学富五车的才能，或是高洁清高的品性，或是怀才不遇的愤慨，或是渴求太平的期望，这些高尚的情操，都能通过凤凰展现出来。凤凰也就成为高洁美好的象征。

在 20 世纪初，诗人郭沫若写下了《凤凰涅槃》一诗。他将西方传说中"香木自焚""复从死灰中更生"的不死鸟（音译：菲尼克司）与我国古代的凤凰融为一体，在新时代里赋予了凤凰浴火重生的文化寓象和民族精神。至此，凤凰图腾又有了摒弃旧我、自我更新的特点。

翱翔九天、清明自洁、浴火重生……这些都是凤凰图腾背后所蕴含的精神象征。在本草方药中，或通过其生长习性，又或通过其功效作用，或其加工过程，我们也能领略本草诸药的"凤凰精神"。

第一节　凤凰于飞翱九天

天空，永远都是人类想象的极限所在。对天空的向往和好奇流淌在了每一个民族的血液中。早在青铜器时代，我国古人就将对于天空的向往寄托于青铜器物上，三星堆巨大青铜面具上怪异凸出的双眼，映照出的便是古人对天空的向往与探索。

当原始先民们仰望苍穹时，他们内心震撼于天的至高无上与遥不可及，双耳听闻风的来去流动与变化多端，双目探寻着阳光的明媚闪亮与生机益然。此时恰有飞鸟飞过，朝着至高无上的天顶，振翅扬起一阵清风，飞向那轮高悬着的红日。于是天空中自由翱翔的飞鸟，便与这苍穹、清风和阳光联系在了一起。凤凰作为百鸟之王，凝聚羽族之所长，具备了飞鸟飞翔的自由与神性，成为一种图腾，蕴含了至高无上、追风昂扬、求明向阳的精神象征。

在本草方药中，川芎的上达颠顶、五加皮的追风止痛、凤凰衣的消翳明目，其各自独有的药性功用也暗喻了上述所及的凤凰精神。

❶ 上穷颠顶大川芎

在甲骨文中"天"被写作""，像正面站着的"人"形，用方框突出了人的头部。造字的本义原是指人的头顶，如《说文解字》云："天，颠也。"后又表示头顶上方的无边苍穹，引申出天空、太空等意。在诸多古代图腾中，凤凰是具有"达天"神性的重要代表之一。《诗经·大雅》言："凤凰于飞，翙[huì]翙①其羽，亦傅于天。"这个"傅"字可解释为"附着""挨着""挨近"之意。凤凰翱翔于天宇之中，上能通天，下能达人。因此，凤凰被认为能与天沟通，与神明相通，成为神秘吉祥的灵鸟，她的出现能够传递信息，救危救难，保福避祸，带来安宁。

在中药中具有"上达天顶"之性的药物，非川芎莫属。川芎药用最早记载于《神农本草经》，原名"芎䓖"，别名中亦有"鞠穷"之名。对此，李时珍解释："人头穹窿穷高，天之象也。此药上行，专治头脑诸疾，故有芎䓖之名。"张元素在《医学启源》中提到："头痛须用川芎，如不愈，各加引经药。"后人则进一步提出"头痛不离川芎"之说。可见，芎䓖之名是对川芎上达人体颠顶之性的高度概括，这也正是川芎可以治疗头痛，成为头痛要药的基础和先决条件。

此外，川芎味辛行散，性温通行，归于肝、胆、心包经，既入血分又入气分，乃为"血中之气药"，不仅可"上行头目"，还可"中开郁结""下调经水"，常用于其他部位的瘀滞病证，如痛经、产后瘀血腹痛、胸痹疼痛、风湿痹痛等。

---

① 翙翙，拟声词，鸟飞声。

凤凰展翅上至天穹，下达人间，自由往返于天地，给人类带来福祉和祥瑞；川芎入药上至颠顶，中开郁结，下调经水，在人体内走而不守，引领着气血在体内畅行，为人类谋求健康与幸福。

❷ 追风使者五加皮

《庄子·齐物论》曰："夫大块噫气，其名为风。"庄子把大地发出的气称为"风"。风是天地的呼吸，是生命力的体现，有强大的力量，又具有"来无影，去无踪"的神秘性。所以，在中国、日本及埃及等国的先民们都有过"风崇拜"。

在古代，"风"与"凤"同字，风的造字本义即为使鸟类得以飞翔的空中气流。因此在上古时期，百鸟之王的凤凰常常担任着风鸟、风神、风伯的角色。如在高诱所注《淮南子·本经训》言："大凤，风伯也。"《禽经》言："风禽，鸟类。越人谓之风伯，飞翔则大风。"《说文解字》描绘凤凰："莫宿风穴。"风穴便是凤凰的归巢。凤凰乘风而行，振翅以致风，又在天空中追风逐日，是司风之神，真真大块而噫气，为人之所向往。

在中药中有一味药被誉为"追风使"，也有着这份追风的快意昂然之劲，其正名为"五加皮"。五加皮首载于《神农本草经》，被列为上品。《证类本草》言其："吴中亦多，俗名为追风使。"又言："疗风痛颇效。"即五加皮善于治疗多种风湿关节痹痛，其叶可采作蔬食，又可治疗皮肤风疹于一身。

中医类比自然界来去匆匆的风，认为风邪致病也具有"善行数变"的特点，其病变部位游走不固定，症状变化快。对此，所治之药也应能做到药力迅速，如风一般。五加皮能够在众多祛风药中独享"追风使"的美誉，还与其应用方式有关：五加皮用以治疗风痹疼痛，常以酒剂入药。《本草乘雅半偈》言："合柏酿酒，酉佳美。行酒势，走血脉，通关津，达四街，彻九窍，布二百六十五节，开八万四千毛孔，迅速疾行，无出其右者。"酒剂能进一步帮助五加皮行运药势、宣散药力而追风、祛风。

有趣的是，凤凰与五加皮的交汇还不止于"追风"一项，更在于两者的五德常行。《山海经·南山经》描述凤凰言："首文曰德，翼文曰义，背文曰礼，膺文曰仁，腹文曰信。"其将凤凰身体各部位与规范的五常德行联系起来，并且与"五行"即"木金水火土"相对应，成为政治理想与价值观念的载体。

五加皮之名由来，也与五德有关。在《证类本草》中载："人应五德，位应五方，物应五车。故青精入茎，则有东方之液；白气入节，则有西方之津；赤气入华，则有南方之光；玄精入根，则有北方之饴；黄烟入皮，则有戊己之灵。五神镇生，相转育成。"五加皮原植物茎青、节白、花赤、皮黄、根黑，集青、白、赤、黄、黑五色于一身，以五色应五行，入五脏。正如《本草崇原》所述："五加皮色象五行，花叶五出，乃五车星之精也，为道家修养延寿服食之上品。"所以，自古有"宁得一把五加，不用金玉满车"的说法。

凤凰是司风之鸟，乘风而翔，身披五彩羽衣，秉五德常行，为人所向往；五加是追风使者，追风除痹，五色兼具，相转育成，是为人之所需。追风的快意昂然与五德的敦实仁厚在两者之间融为一体。

❸ 消翳向明凤凰衣

在西藏堆龙德庆区有一个名为《神灯》的传说，大意是说很久以前，天地混沌，一片黑暗。一只金色的凤凰为了改变此状，将自己一颗明亮的眼珠抠下来，从空中扔下，正巧被一位神女接住。神女将凤凰眼高高举起，这眼珠就变成了一盏光芒四射的神灯。于是皑皑高耸的雪峰显了出来，青翠广袤的草原显了出来，人们告别黑暗，过上了光明幸福的生活。这个传说揭示出了人们对飞鸟或者说对凤凰崇拜的最原始意图之一——追寻光明。在本草诸药中有不少明目之药，它们给人体带去了光明。其中有一味药，与凤凰关系密切，并以凤凰为名，它便是凤凰衣。

"凤凰衣"又名"鸡卵中白皮""鸡子白皮"，其来源是雏鸡孵出后留下的卵壳内膜，具有明目消翳［yì］的功效。翳的上部为"殹"，表示整筐的箭只，下部为"羽"，意为箭翎，其造字本意为簇集的箭翎遮住箭筐，后引申出遮掩、遮挡之意。中医学认为，凡眼内、眼外障眼病所生遮蔽视线影响视力的症状皆可称"翳"。凤凰衣的消翳之功，犹如凤凰的展翅高鸣，将阴沉黑霾的天空撕开了一条闪亮透光的缝，为眼障所苦之人消退目中的昏糊不清，带来久违的光明。

凤凰图腾背后所蕴藏的"求明"精神不仅仅体现在双目的光明，也昭示着清明的君主与光明的前途。夏朝末期，商朝开国君主成汤看到夏王朝日益腐朽，民不聊生，便营建新国都、积蓄粮草、招集人马、训练军队，最终打败夏朝，建立了新的王朝。商朝人将玄鸟作为自己的祖先，玄鸟即为燕，也是凤凰的重要融合对象之一。所以《诗经·国风·商颂》记载："天命玄鸟，降而生商，宅殷土芒芒。古帝命武汤，正域彼四方。"其描绘了殷商初期人民居住在广袤的土地上，成汤征伐天下，安抚四方百姓。成汤带领着百姓从千疮百孔的黑暗中走向治愈与光明。这又如凤凰衣所具有的收敛疮口之功。凤凰衣性平，味甘、淡，可养阴敛疮，使肌肤得到濡养，破溃之处得以收敛、愈合。因此，凤凰衣可为皮肤提供充分的"营养"，是临床治疗创面溃破的良药。民间治疗各类疮疡，亦常用火将凤凰衣煅烧成灰，然后加入猪油调成面糊状，敷到患处即可。

凤凰是鸟禽之王，喜暖向阳、司晨而鸣是鸟禽们的习性，也是凤凰的习性。向阳、司晨都可以概括为两个字——求明。作为中华民族的象征，凤凰的求明也就象征着一个民族的"求明"。那些英勇奋斗之人杰，用壮烈的呐喊和热血搏斗，为众人追寻了一片清明，而凤凰衣的明目敛疮之功，亦是为人体的光明保驾护航。

第二节　凤栖梧桐性自洁

凤凰图腾起源于人类对天空的向往和对飞鸟的崇拜，随着文化的发展、人们精神境界的提升，至春秋战国时期，凤凰图腾又被赋予了好洁的品性和高洁的内涵。《说文解字》言："凤，出于东方君子之国。"凤凰具有君子般高洁傲岸的品性。

在古人的描绘中，凤凰"非梧桐不栖，非竹实不食，非醴泉不饮"，凤凰栖息在挺拔向阳的嘉木梧桐之上，以修长雅致的竹实为食，以甜美可口的泉水为饮，这是凤凰与众鸟不同的高洁品行。江淹诗中也有"朝食琅玕实，夕饮玉池津"的描述，民间也有凤凰"不啄生虫""不食腐肉""凤不贪喂而食"等说法，这些都显示了凤凰是高洁之鸟，不与乌合同流的特性。因此，古代文人也常以凤凰来形容高洁、贤德之人。屈原在《离骚》中就写有"吾令凤鸟飞腾兮，继之以日夜 …… 凤凰翼其承旗兮，高翱翔之翼翼"等众多赞美凤凰的诗句。

在我国古代文化中，与凤凰一样，象征高洁的事物还有许多，诸如餐风饮露的蝉虫、天然素净的石菖蒲和出淤泥不染的莲花。这些事物亦可入于本草，成为洁净人体、祛除污浊的要药。

❶ 餐风饮露蝉鸣洁

提到昆虫，人们首先想到的可能是阴暗、潮湿和不洁，但在我国古代文化中，却有一种虫与凤凰一样，不食污秽之物、餐风饮露，被文人们赋予了高洁的文化内涵，这便是蝉。

《史记·屈原贾生列传》记载："蝉蜕于浊秽，以浮游尘埃之外，不获世之滋垢。"虽然蝉生命历程中的大多数时间都在污浊的土中度过，但却能出秽泥而不污，完成最终的蜕变。《蝉赞》载："虫之清洁，可贵惟蝉，潜蜕弃秽，饮露恒鲜。"蝉一生只以树汁露水为食，故而蝉被古人视为纯洁、清高的象征。同时，蝉总是居于高处声鸣，音质高亢，声音可传数里之外，又似不与世俗同污之人。由于蝉出秽泥而不污、餐风饮露、居高而鸣的生活习性，使得蝉成为古代文人的一种自我精神追求。

蝉一生只以树汁露水为食、树为木，故蝉得木之气最甚，感木之气而生。五行理论中，木与肝相对应，蝉蜕归于肝经，能够养肝清肝，用于肝火上炎或肝血不足引起的目赤肿痛、眼目昏花。其鸣叫之音高亢，故又可利咽开音，治疗咽痛、声音嘶哑。同时，蝉蜕是由蝉脱落下的外壳，而翳又位于在眼的外部，因此古人认为蝉蜕能够蜕去目中翳膜，而具有明目退翳的作用，是治疗翳膜遮睛、重见光明的要药。

❷ 天然素净石菖蒲

人们常将大地比喻为母亲，植物的生长多离不开土壤的滋养，但在本草中却有着一些药物能脱离土壤，附生于石间缝隙，石菖蒲便是其中之一。如苏轼在《石菖蒲赞》中所云："惟石菖蒲并石取之，濯去泥土，渍以清水，置盆中，可数十年不枯。"菖蒲挺立于清水溪流的石缝中，不着污泥浊水，气味芳香如兰。石菖蒲这种天然素净、洁身自好的特性赋予其化湿辟秽除污的功用，可用于痰浊阻窍的多种病证。

中医所言之痰，不仅指从呼吸道咳出来的痰液，更重要的是指痰作用于人体的各种表现。如痰浊上扰、蒙闭清窍所出现的头昏目眩、精神不振；痰迷心窍、心神被蒙所出现的胸闷心悸、神昏谵妄，或引起癫狂等；痰阻耳窍所引起的耳鸣、重听、听力下降、耳聋等。石菖蒲对于上述病证皆有佳效，可分别起到开窍醒神、开窍安神和开窍聪耳之功，故被誉为"开九窍""清灵台"之药。

除内服治病外，石菖蒲亦可作为盆景观赏、香囊制作的主要原料。石菖蒲色绿悦人，气味芳香，形态喜人，在春夏潮湿闷热的季节，以之作为盆景放置家中的门前窗台，不但能清新家居空气，点缀、美化家中景色，还能陶冶人的情操，提升人的境界，实现精神养生；而在端午节前后，常将石菖蒲最为香袋制作的主要原料，芳香透散，以清新空气，驱赶蚊蝇，以养生保健，使人心旷神怡。

石菖蒲生命力顽强，与清泉白石为伴，忍寒苦安淡泊，入药可祛除痰浊而开窍，与人带来灵透与清明。石菖蒲的"不栖泥土，独好清石""祛浊开窍"正与凤凰"不啄生虫""不食腐肉"的高洁品性灵犀相通。

❸ 淤泥不染莲自清

"出淤泥而不染，濯清涟而不妖"。北宋周敦颐的《爱莲说》让莲成为"君子花"。其中荷叶、莲子心等多个入药部位都秉持了莲"纤尘不染"的特性，善于祛邪外出，在维护人体的健康中起着重要的作用。

荷叶是常用的清热解暑药，味苦、涩，性平，归心、肝、脾经，具有清暑利湿、升发清阳、凉血止血的功用，主要用于暑热暑湿、血热出血、痈肿疮毒、泄泻痢疾等。从中医而言，痰湿、湿浊是高血脂与肥胖形成的主要原因，所谓"胖人多痰湿"。荷叶具有一定的利水除湿作用，且质地轻清，性善上行，能升发清阳，既能清暑气、化湿气，避免人体受到暑湿之气的侵染，又能降脂化浊，将人从高脂血症中"解脱"出来。

莲子心是莲子中间的绿色幼叶与胚根，又名莲薏，味苦而寒。"薏"通"意"，有"含苦在内"之意，称其为莲薏，便是点出了莲子心味苦、位于莲子之内的特点。明代李时珍将莲子心的功用归纳为"清心去热"，用于治疗心经热盛、心肾不交之烦热、失眠，甚至神昏躁狂、口舌生疮等。世俗杂念对本心的侵扰、迷乱正如火热之邪对心的侵扰，使人烦躁不安、心悸失眠，而莲子心恰有清心安神的作用，可除心经热盛，保证心的功能健全，确保人体各脏器的正常运作。

如果说蝉虫与石菖蒲皆属于清洁喜净之物，其生长习性和生长环境分别赋予了两者高洁的品性，那么植物中的"净友"——莲，其出淤泥而不染的高洁似乎就更胜一筹了。世人认为其从淤泥中长出却没有沾染污秽，显得如此洁净、清雅，其实这源于莲花花瓣表面有一层保护膜，将莲花与外界之间形成一层隔断，避免了淤泥的附着。莲要避免淤泥的附着，便如同凤凰"出游必择地""奋翅凌紫氛"，出类拔萃、追求超越，以全高洁之姿。同样的，世间君子要隔绝世俗污秽的侵染，只有时时自洁，才能保守自身的芳洁之志。

第三节　烈火涅槃育新凤

凤凰在中国古代被视为"太阳鸟""火鸟"，郭沫若先生根据这一点在20世纪初期民族危难之际，将中国的凤凰和古阿拉伯的神鸟"菲尼克斯"融汇在一起，创作出了著名的诗章《凤凰涅槃》。传说中，"菲尼克斯"是天方国的神鸟，这种神鸟满五百岁后，集香木而焚，然后再从死灰中复生。在郭沫若先生的笔下，中国的凤凰也被赋予了烈火中复生的神性。

按照诗人的描绘，凤凰涅槃是在新年到来之际，此时凤凰所居住的丹穴山，梧桐已枯槁，醴泉也已消歇。凤凰将香木堆积起来，凤啄出火星，凰用翅膀扇动火苗，凤与凰分别跳起了舞蹈，唱起了悲歌，决然地跳入烈火之中，最后凤凰在火中新生。诗人以此表达出了一种积极主动抛弃旧我、拥抱重生新生的决心和希冀。至此，中国的凤凰图腾又增添了一种新的精神内涵——自新，即自我更新。

凤凰飞过旷野沙漠，越过石间崖壁，于烈火之中获得新生。在中药中，在沙漠腹地长成的肉苁蓉、被誉为"九死回魂草"的卷柏、经历水火洗礼而蜕变的炮附子，这些本草如同凤凰图腾一样，也都暗喻了中华民族的历难弥坚、顽强不弃、向死而生的精神品格。

❶ 沙漠人参肉苁蓉

"穷荒绝漠鸟不飞，万碛千山梦犹懒。昼伏宵行经大漠，云阴月黑风沙恶"，这是唐代著名边塞诗人岑参描绘大漠的诗句。一望无尽的沙漠，飞鸟不入，毫无生机；日间烈阳焦灼，夜间风大沙起。对于人类来说，干旱、炎热、无际的沙漠无疑是生命禁区。但是神奇的大自然却在这片"毫无生机"的土地上培育出一些刻有沙漠独特气候和环境印记的植物，并称"沙生植物"，如沙拐枣、仙人掌、梭梭树等。在本草诸药中，有一味药则享有"沙漠人参"的美誉，这就是肉苁蓉。

肉苁蓉生长于土壤贫瘠、气候恶劣、动植物生存条件差的沙质土壤或半沙质的草原地带。它寄生于梭梭树，外观呈圆柱形，肉质肥厚，密被覆瓦状鳞片，这使得其不但能抗御外界恶劣的气候变化，还能防止体内营养物质流失，具耐旱抗寒、抗邪护本的特性。这种独特的生长环境造就了肉苁蓉顽强的生命力，更赋予了其独特的功效特性。其药性平和，功用缓和，补泻同体，阴阳同补，补而不峻，泻而不烈，有"从容"缓和之性，故名肉苁蓉。

肉苁蓉长于骄阳烈日、风雪沙尘恶劣的环境下，却孕育出了和缓从容之性的肉苁蓉，赋予其益精血、补肾阳、养肾阴、润肠通便的功效，可广泛应用于多种肾亏病证，包括青少年的发育不良、体质虚弱人群、早衰、多种慢性病等，也常作为延缓衰老的常用品，特别适用于老年人肾阳不足、精血亏虚引起的大便秘结。这就如同在火中自焚的凤凰，虽身受烈火灼痛，内心却强大而包容，历难而弥坚，多难而兴邦，火中的凤凰为古老而伟大的中华民族驱除陈腐，迎来新生。

❷ 九死重生的卷柏

卷柏是一种土生或石生的复苏植物，野生卷柏多生于山谷石间，在极端干旱的环境中，可自行把根从土壤中抽出，蜷缩成拳头状随风移动，遇到有水的地方，根部重新钻到土壤里寻找水分。然后奇迹便发生了：卷柏的叶子会慢慢舒展，绿色由淡变深，绿意盈盈鲜活起来，一个生命起死回生的伟大过程就完成了。因此民间唤其"九死还魂草"，李时珍则称其"长生不死草"。

起死回生、长生不死的卷柏入药，似乎是专为有勇气、有毅力的山间采药人专备的良药。生卷柏具有活血通经的功效，可用于消散跌打损伤后产生的瘀血肿痛，亦可用于瘀血所致的经闭痛经、癥瘕痞块。经炒炭后所得的卷柏炭则又具有化瘀止血之功，可用于吐血、崩漏、便血等多种出血病证。

遇到恶劣的环境就让自己枯萎、沉寂，积蓄能量，静静地等待雨水的降临。它看似卑微柔弱，但一旦机会来临，又会释放出强大的生命力。凤凰用烈火换取重生，卷柏用枯萎等待复苏，两者在生命的最低谷也绝不放弃，在时间的长河中尽显自新的本色。

❸ 向死而生炮附子

附子是乌头的子根，其富含的乌头碱有剧毒。古人将生附子捣汁，做成箭毒，能迅速杀死猎物和敌人。然而就是这样一味大毒之物，在经过水与火的洗礼后，却可演变为中药里"回阳救逆第一品"的良药。

古法炮制附子首先需要经历四天十二回的清洗浸泡，之后搭上一个四四方方的围灶，自下而上，放上生附子、姜片、牛皮纸、糠灰等物料，小火慢慢煨制，煨制的时间至少需要一天一夜。在高温持续加热的情况下，大部分毒性已然退去。但这还不够，从火堆中取出的附子，经过一天的晾晒，入木甑内隔水坐锅，再连续蒸 14 个小时，残余的毒性方能缓缓蒸腾而出。

经过水与火的不断洗礼，附子从毒药变成了回阳救逆、挽救性命的良药，可用于亡阳证的四肢厥冷、冷汗自出、脉微欲绝的危急病证。同时，附子还具有补火助阳、散寒止痛的功效，可用于心阳不振所致的胸痹心痛；脾胃阳虚所致的虚寒吐泻、脘腹冷痛；肾阳不足所致的阳痿、宫寒不孕；寒湿侵犯关节所致的关节痹痛。

凤凰于烈火抛弃旧我，获得新生；附子则在水火交织之间，完成了向死求生的焕然新生。凤凰具有自我更新的品性，随着时间的推移，凤凰的形象不断地融合、改变，从融合飞鸟到包涵百兽，从东方的太阳鸟到西方的不死鸟。其蕴含的民族精神与品格也在不同的时代中产生变化，从勇于探索，到自洁清高，再到弃旧更新。同样，人们对于本草的认识也在不断地自我更新和突破，从《神农本草经》的 365 味本草到现今《中国药典（一部）》中的 2711 味中药饮片；从《肘后备急方》中的"青蒿一握，以水渍之"，到屠呦呦团队提取出有效抗疟单体青蒿素；从中西医之争的伪命题争辩，到坚定传承发展中医药的文化自觉与文化自信……

包容与探索、自信与求新，这些赋予了古老的凤凰图腾与悠久的中医药文化鲜活生命力，让两者在历史长河中不断孕育出鲜美甘果。

药仪文化——中药与文化的交融

第三章　虎图腾

在茹毛饮血的远古时期，生活在原始森林中的先民与野兽共居，以狩猎为生。先民们在山林间寻食觅味的过程中，虎以满口獠牙、长足利爪、健壮身躯的凶猛形象闯入了人们的视线。自与虎的接触伊始，虎伤人、噬人的案例便不乏多见，这使猎民对虎产生了恐惧、敬畏之心。畏而敬之、尊奉为神，这成为虎图腾的最初内涵。

当人们具有了一定的能力，熟悉了虎的作息规律与行动轨迹，逐渐地从最初被动的恐惧与敬畏中缓过神来，对虎图腾的认识变成了主动的崇拜与向往，向往拥有虎一般的勇敢气魄，并希望能够借助虎的力量庇佑族群。同时，虎额头上独特的"王"字斑纹更赋予虎王者之气的标志，使其成为"内圣外王"的典范，成就了"虎王"的精神标识。

这些虎图腾意境在军事政治、社会生活、哲学思想及日常生活中广为应用，随处可见。军事政治中以虎符为兵权的象征，社会生活中将虎画为门神以看守门户，虎图腾的形象日渐充实与丰满。虎图腾的文化形象亦潜移默化地渗透于中药领域：虎骨药用、艾称艾虎、将治疗气分实热的方剂命名为白虎汤等，无不体现了虎图腾的文化内涵。

第一节 敬畏之心待猛虎

与龙、凤凰等图腾相比，虎图腾是最为具象的一种图腾，原始先民和古代百姓时有机会见到真实的老虎。猎人们入山忌打老虎，常躲避虎踪，祈求保护。黑龙江长白山一带居民曾一度讳言虎字，皆称之为"山神爷"。其他各处又有称虎为"猫"者，或称"长爪子""兽王""老头"。总之，不敢直称其为虎，唯恐触怒虎的凶猛本性。昔日各族猎户入山祭虎时皆极虔诚。人们对老虎的敬畏之心可见一斑，畏而敬之也成了虎图腾最初的一种精神内涵。

有些药物和方剂因其作用峻猛而有着"虎狼药""虎狼之剂"的称谓。曹雪芹在《红楼梦》的第五十一回与第六十九回，曾两次提及虎狼药，分别是庸医胡君荣乱用虎狼药治疗晴雯的体虚感冒而被贾宝玉阻止；怀有身孕的尤二姐服用了胡君荣所处方的虎狼之剂，而致胎儿流产、出血不止。这些"虎狼药""虎狼之剂"并非特指某一味药或某一个方，而是对药性、作用峻猛如虎的方药的统称与概括。

这些方药或如猛虎下山般的峻猛通利之性；或如啖人血肉的饿虎一般，具大毒而毁人性命；而古代君主因识人不明，养虎为患，终被虎反咬甚至被夺去性命的情况，又和中医药中，补药不经辨证而滥用，致使正气未保，反致他害的情况如出一辙。因此，先人们以敬畏之心奉虎为图腾，药师医者亦应用敬畏之心制药、用药。

❶ 虎药峻猛中病止

以"虎"之名，借"虎"之性和形，虎在中国古代社会象征着权势。自周代伊始以"虎贲氏"作为官名，汉代设置"虎贲中郎将""虎贲郎"

等职位。三国时期曹操手下最精锐的部队被称为"虎豹骑"，手下得力的猛将许诸有"虎痴"之称，刘备手下的五位名将并称"五虎上将"。由此，虎逐渐成为将军的代称，皇帝调兵遣将所用的兵符令牌作成"伏虎"之形，劈为两半，右半交由皇帝保存，左半交由将帅，以助君王驱敌卫国。中药中有三味药物，亦有"将军"之名，植物、动物、矿物各占其一，分别是大黄、蟋蟀和硫黄。

大黄味苦，性寒，性质沉降，归经广泛，走而不守，具有强大的清泻作用，为代表性的泻下药，同时还具有清热泻火、活血祛瘀、解毒除湿的作用，并可通过通便作用将宿便、火热、热毒、湿热、瘀血及其他体内代谢产物排出体外。以大黄峻猛的性用，祛除羁绊于体内的各种病邪，邪去则正安，推陈而致新。

蟋蟀性善走窜，善于通利。《本草纲目拾遗·虫部》引赵际昌云："斗虫之戏，蟋蟀最盛，其百战百胜者，俗称为将军。"蟋蟀是一味治疗壅滞不通的专药，常用于妇女的催生。其走窜之性又可通利小便而实现消肿、通淋之效，治疗水肿、小便不利、淋证，并通过利尿作用，将体内的病邪驱除体外。

硫黄为矿物中的将军，性质至纯，质地重沉。《本草纲目·石部》云："硫黄秉纯阳火石之精气而结成。"其认为硫黄为纯阳之品，具有大热之性，能够补阳气之不足、激发阳气，推动气血、津液运行，治疗因阳气不足而致气滞血瘀、津液留滞等病证。在《太平惠民和剂局方》中治疗便秘的"半硫丸"，便是借助硫黄温阳之力，治疗老年人阳气不足、无力排便而引起的虚冷便秘，从而实现对病理产物的驱逐。

虽然三药品种来源各异，但性用特点相同，作用峻猛如虎，善行通利，长驱直捣，宛如猛虎下山，势不可挡，用之为善，可谓药中"虎将"，以其峻快刚猛之性，发挥祛邪护正之功。然三药皆攻伐甚重，若用之不慎，则成药中"虎害"，故不可多用、过用，当见效药停，以免损伤身体，也就是所谓的"中病即止"。

❷ 毒药亦可猛于虎

"中药"在古代被称为"药"或"毒药"。"毒药"一词广义而言泛指药物的偏性，药物以偏（药物的偏向）纠偏（人体的偏差）即"药以治病，因毒为能"；狭义而言则是指部分药物对人体的毒害作用和伤害反应，其中部分具有大毒之性，用之不善，则如食人的恶虎般，伤人性命。

马钱子是一味以毒闻名的药物。《宋稗类钞》便记载南唐后主李煜因服用了宋太宗所赐的含有马钱子的牵机酒而死亡。"牵机"形象地展示了马钱子中毒的临床表现，"牵机"原指手工织布时带动织布梭子的一种结构，中毒者往往表现为两手忽拳忽曲，头或俯或仰，腰直不起，头部向前抽搐，似牵机般绝不停止，最后头与足部佝偻相接而死。

被后人称为"回阳救逆第一品药"的附子一物，可治疗脉微欲绝、冷汗淋漓、四肢厥逆的亡阳证，是急救用药，但也是大毒之品。《汉书·外戚传上》就记载过汉宣帝刘询的第一位皇后许平君，在生产完后就被女医淳于衍用附子一物毒害。许皇后在毒发时曾质问过："我头岑岑也，药中得无有毒？"其所说的"岑岑"即为痹闷胀痛之意。女医淳于衍听闻自是极力否认，许皇后最终因产后食用附子而毒发身亡。

可见，毒药之害犹如恶虎伤人，但并非不可防范。人们对于虎患的应对，历史文献中有较多记录，如汉代出土画像中就描绘由人们在出现虎害的地方设置陷阱和栅栏对老虎进行捕捉或射杀。医家药师们也不断积累经验，辨识各类有毒药，并通过严格控制剂量，应用炮制消除、降低毒性，强调用药禁忌与适用人群等方式，让有毒药在合理范围内发挥出自身的价值。

❸ 误用补药养虎患

"养虎为患"一词出自《史记·项羽本纪》，以圈养老虎留下祸害来比喻项羽纵容敌人，留下后患，自己反受其害。这种"养虎为患"的情况，在用药中亦可出现。

　　"人参杀人无罪，砒霜救人无功"一语在中医界流传甚广。贵为"百草之王"、可大补元气、挽救厥逆的人参为何能害人杀人呢？当病邪侵犯人体而致病，治疗上应以发汗、攻下、祛湿、化痰等祛邪之法为主，不宜随意使用或过早使用补药，尤其是诸如人参等补益作用显著的药物，只有病邪祛除、人体正气受损之时，才可考虑有针对性地使用补益之品。反之，人参就成为养虎为患之品，不但无助于疾病的治疗，反而因其补益之性而助长了病邪，致使病邪羁留不去，日益深入体内，病程迁延不愈，病情加重恶化，医家将这样的后果比喻为"闭门留寇"，此乃错用人参、早用人参之过也，人参也由此从补虚强体的百草之王演变成为虎作伥的虎狼之品。相反，作为剧毒之品的砒霜等毒药，若规范炮制，控制用量，使用得当，在有医疗监护的前提下，根据病情需要，合法使用、正确使用，则能起沉疴、疗顽疾，变毒为宝。我国的当代医药科学家们，运用现代科学技术，将剧毒的虎狼之品雄黄用于白血病的治疗，取得了世界领先的水平，就是即为生动的变毒为宝的事例。

　　因此，人参虽然为百草之王，趋之若鹜，但若应用不当，其峻补只能变相成为另一类型的虎狼之品；雄黄、砒霜、附子等虎狼之品如合法、合理使用，则能将其虎狼之性转化为治病救人之能。由此提示，用药宜谨慎，确保用药的有效性、安全性。

第二节　尊崇奉拜显虎威

　　虎威风凛凛，噑吼彻谷，威震四周，百兽恐慌。对于虎威的这一形象刻骨铭心，乃至在古人造甲骨文的"𤜵"字时，也刻画出这一形象，并效仿其震撼的啸吼，作"乎"之声，译为"山兽之君"。

我国先民，尤其是分布西南滇、川、黔、桂地区的古羌戎部族，长期以狩猎为生，他们在敬畏于虎的勇猛同时，为其虎威所折服，尊之为山神，奉其为图腾，由此形成一系列虎图腾崇拜的文化传统，希冀得到虎的庇护，获得如虎般威猛勇武的体魄。

历代医家亦将"虎"的内涵掺入中药文化中，或直接作为药用，以虎骨之健追风定痛，或借虎之形，将艾叶制成虎形以增辟秽泻浊之力，或以虎为名，将清泄肺热的方剂命名"白虎汤"。这些也无不体现出虎勇猛威武的特性。

① 虎骨撑天追风痛

彝［yí］族是羌戎部族中人口最多的少数民族，自古有着敬虎、崇虎的传统。在彝族文化中，虎为世间最为勇猛之物，在他们的史诗《梅葛·创世》中记载："天上没有太阳，天上没有月亮，天上没有星星……天上什么也没有……虎眼莫要分，左眼做太阳，右眼做月亮。虎须莫要分，虎须做阳光。虎牙莫要分，虎牙做星星。"其认为世间万物均由虎身体各部分化生而成，这便是虎族创世的神话。由此，这份对于虎的崇敬逐渐升华为氏族图腾，借此与其他部落相区别。

在虎身体的各部分中，虎骨最受关注。在虎族创世的神话中，当时天际摇摆不定，缺少擎天之柱，彝族想到虎骨最为坚实，便"用虎的脊梁骨撑天心，用虎的脚杆骨撑四边"（《梅葛·创世》），使天地得以稳固。在对于虎之特性，《宝庆本草折衷》记载："虎之为技，所以迅跃阔越猛捷异伦者，盖由足胫力状之故也。"其认为虎之所以异于人类，能够迅猛矫健，同样与其足胫之强力不无联系。于是乎，为了希冀能够如虎般身姿矫健，古人便开始了对以虎骨入药的探索。

在汉语文化中，风常伴虎而见，诸如"虎虎生风""虎啸风生""云从龙，风从虎"等。"风"善行而数变，虎骨强健，穿山越岭，行疾如风，故将虎骨祛风通络止痛之功，称为"追风定痛，"乃是治疗风湿痹痛的要药与专药。对于彝族等生活于深山老林的猎民而言，山林间常阴湿而多风，劳碌于外，常易感受周遭之邪，导致关节痹痛的发生。因此，一些古代猎户家中，常自备虎骨酒，以虎骨行散走窜之力祛风散寒，以酒温热之性活血通络，达到追风定痛、强筋健骨之效。

虎之胫骨亦属血肉有情之品。《本草求真》言："虎死而胫屹立不仆。"认为虎死后，胫骨之气尚有余而能益精血、强筋骨。金元时期滋阴派代表朱丹溪，特以虎胫骨为君，立"虎潜丸"一方。中医学"肝主筋""肾主骨"，肝肾不足，精血亏虚，则筋骨失于濡养而致萎废不用，故以虎骨搭配熟地黄、龟甲等以发挥益精健骨之效；同时，精血属阴，阴虚则阳亢，又常出现五心烦热、潮热盗汗、眩晕耳鸣等阳亢之症，虎乃至阴之精，搭配滋阴降火的知母、黄柏等又可发挥育阴潜阳之能，由此而得"虎潜"之名。

时至今日，虎骨酒逐渐销声匿迹，而虎潜丸虽依然活跃于临床，但出于对虎的保护，方中的虎骨也已然换成了狗骨。或许正如明代陈嘉谟在《本草蒙筌·兽部》所言："今人用别骨者，则非虎潜之意也。"虎骨胜于他骨百倍，其效非别骨可代替，替后虎潜丸之效可能因此受影响。然而，这并非意味着一种退步，因为而今以犬代虎的保护之心与古时以虎入药的崇拜之情别无二致，那便是对自然的敬畏，这份图腾背后最质朴的情愫。

❷ 效虎之形续虎威

古人对虎的敬畏更是延续到虎死后，有着"虎死不倒威"之说。在纳西族《东巴经》中描写虎死后，虎皮会被分为九十九份，每一位得到虎皮的氏族首领都会提升战斗力，从而百战百胜，所向披靡。亦是如此，古时的将领常在座椅披上虎皮，以虎皮编制营帐以显示王者的神威。这一象征地位崇高的寓意，也同样出现在与武威相对的文雅中，文士讲学时亦有"坐拥皋比"以坐虎皮象征学术地位。

同样，物品形似虎形或人为将物品制成虎形也会被赋予虎的灵威，如自然凝结而成特殊外形的形盐是国家礼仪的象征，其中虎形盐象征威武，是祭祀重要活动的珍品；在军事传令时，将兵符人为铸成虎形而作虎符，寓意"攻无不克，战无不胜"。在民间，在家中悬挂"挂虎"，希冀借虎的威慑力驱除灾祸、带来平安，亦是崇拜虎图腾的遗风遗俗。这些应用和习俗是虎图腾特有的图腾标志——虎威。

这种习俗在中药中亦有着类似的表现。如农历五月的端午时节，古称"恶五月"，由于气候回暖，多雨潮湿，五毒出动，常伴有传染性疾病的流行。此时，古人常将一些物品制成虎形，用以避邪禳灾。如以蚕茧织成虎形的"茧虎"配于身上；给小儿穿戴上虎形的"虎头帽""虎皮裙"，以此来借虎之威，震慑五毒。作为药用的艾叶气味芳香，本就具有辟秽祛邪的效用，自古人们就有着挂艾、熏艾、佩艾的习俗。受到崇虎文化的影响，高濂在《遵生八笺·四时调摄笺》中记载："五日，以艾为小虎，或剪彩为小虎，贴以艾叶，内人争相戴之，故章诗云：玉燕钗头艾虎轻。"古人仿效虎形，将艾剪成虎形，或以剪成虎形的彩纸贴上艾叶，制成"艾虎"，以借虎之力，增添艾叶芳香辟秽之效。

此外，一些中药名亦常借虎之名，暗寓虎威。中药守宫善捕食蝎、蝇，对于蝎、蝇之属，守宫似丛林之虎，故得"壁虎""蝎虎"之名。又虎性迅猛，所向披靡，中药虎杖功善通行，能够通利胆道，泻下通便，活血祛瘀，作用峻猛，可见其以"虎"为名，不仅因其茎上斑纹形似虎斑，同样也暗含着其如猛虎般强大的功效。

从虎图腾中衍生而来的效虎、仿虎的文化传统，绝非仅仅停留于表面的模仿，艾虎之习俗、壁虎之药名、虎杖之功用之所以能够传承至今，更在于其内在与虎之特性的契合，传递着虎图腾中威猛刚毅的精神内核。

❸ 白虎镇西护肺金

虎为山兽之王，古人既畏惧于虎的乖戾，又希冀得到猛虎的庇护。因此，在创设天之四灵中，便以虎为形象，设白虎之位。白虎主金与肃杀，如同虎之威猛一样。白虎在古代与军事军队有着密切联系，如古代军机重地被称为"白虎堂"，唐朝名将薛仁贵因其才能卓越，认为是白虎星下凡，而得"白虎"之名。与此同时，《艺文类聚》引《中兴征祥说》言："王者仁而不害，则白虎见。"白虎不仅威名赫赫，更与仁义相联系，被古人奉为仁义之兽，作为四灵之一，守护家国安宁。

"白虎"祛邪护卫的特性在中药"白虎汤"体现得淋漓尽致。"白虎汤"出自张仲景的《伤寒杂病论》中，用于治疗大热、大汗、大渴、大烦、脉洪大的肺热炽盛证。白虎汤作用于肺，肺归金属西，西方为白虎所镇守的方位，故得"白虎汤"之名。方中石膏为大寒之品，配伍知母，能直折火热之邪。同时，石膏具辛甘之味，辛寒能透散宣泄给邪有去路，甘寒能生津除烦，防火热伤阴，而为避免石膏、知母性寒伤及脾胃，方中又加入粳米、甘草以顾护脾胃，缓和药性。

因此，白虎汤集清泻、透散、润泽、和胃于一体，既具有虎威猛之性能直折外邪，又具备古人所赋予其的仁义之心，攻邪而不伤正，尽显邪去正安、仁而不害之意。

《本草乘雅半偈》载虎："以言武也。武，止戈也。莫之敢撄而戈止矣。""止戈"即停止干戈，平息战争之义。正是由于虎威猛之力，无人敢与之争斗，使得虎图腾的寓意从敬畏之心，成为族群，乃至国家的守护者，而在中药文化中，以虎骨入药追风定痛、以虎形裁艾祛邪辟秽，以白虎为名直折肺热，虎又化身为了荡涤外邪的斗士，护佑人体的安康。

第三节 内圣外王虎名扬

虎威赫赫，虎啸山林，虎是百兽中无可争议的王者，额头上独特的"王"字斑纹成为其王者之气的标志。虎的威武勇猛、震慑群兽，亦为人类所敬畏，不但使之成为勇猛善战、平息战争、守护正义的象征，更是以其王者之气成为"内圣外王"的典范，由此形成了虎图腾的精神标识。

内圣外王是古代修身为政的最高理想。"内圣"即君子内在的德行修养，"外王"则是君子通过自身德行，发挥王者般的气质，成就治国平天下的功绩。虎能成为百兽之王，源于其自幼便独自历经严苛的磨炼与考验，方才具备了强壮的体魄，矫健的身姿，响彻山林的怒吼，勇猛无比的战力，为百兽臣服。不但如此，虎亦具仁义之心，高僧普门教化猛虎，衔柴驱盗，名医董奉医治猛虎，卫守杏林，在历史上留下了许多佳话。虎的疾恶如仇、除暴安良、知恩图报的仁心和威猛无比的战力，使之成为真正的"虎王"。人类敬虎畏虎并将之作为图腾的意象，实际上体现了人类对于自身能力和修为的精神追求。

中药之中也有一些药物因其功效卓著，善治顽疾、拯救生命而得"王者"之名，行王者之能，如"百草之王"的人参、"众珀之长"的琥珀、"补药之长"的黄芪等。

❶ 背阳向阴育人参

元气是人之根本，是维持人体生命的物质基础，元气不足则虚损多病，元气将脱则生命垂危。对于元气欲脱之人，唯有大补元气方能起死回生。在众多药物之中，能够"大补元气"，挽救生命的只有人参，人参也因而被赋予了"百草之王"的美名。

东北长白山山脉是人参的主产地，气候寒冷，冬长夏短，不利于农作物、植物的生长。同时，人参的生长环境更是十分特殊，即东北深山丛林、阳光稀疏之地，素有"三丫五叶，背阳向阴，椴树相求"之说，生动地描绘出了人参的形态特点和生长环境。阳光是万物生长不可缺少的，所谓的"万物生长靠太阳"，但人参喜阴背阳，生长于树冠巨大的乔木之下，终日难见阳光，依然存活生长，故得名"鬼盖"。由于缺少阳光，人参的生长速度非常缓慢，一支山参的生长通常需要历经十余年、几十年甚至更长的时间。在漫长的生长过程中，人参充分汲取腐殖土中的精华物质，不但以此维系自身的生长，并将其转化成能强壮人体机能的营养成分，故人参又有"山精""地精"之名。因此，人参汲取其周围的山地精华之气，得天地之精灵，年份愈久，其性愈温纯，其功亦愈精足，故效力巨大而能大补元气，成为"百草之王"。

人参的大补元气除了用于挽救生命之外，也常用于先天不足、元气亏损的发育迟缓、发育障碍，以及体质虚弱、体弱多病，早衰和延缓衰老。除外大补元气，人参尚能补人体一身之气，包括补肺气以固表防治体虚外感、久咳久喘，补心气以安神益智，补脾气以固护后天之本等。

老虎作为大型猛兽，力量强大，身姿健硕，行动敏捷，活动范围大，被尊为"百兽之王"，名副其实。人参作为补虚之药，力强效佳，用之效如桴鼓，主治病证范围广，被称为"百草之王"，当之无愧。然而，两位王者都曾因人类的过度采挖或捕猎而一度濒临灭绝。值得庆幸的是，通过严格的保护与科学的养殖，东北虎与人参已重回山林，共同守护东北山川林地，为当地带来新的发展与生机。

❷ 岁月沉淀化琥珀

在中医学中，心被誉为"君主之官"，主宰着人体的生命活动，故有"心者，五脏六腑之大主""心为君主之官""心动则五脏六腑皆摇"之说。这是因为心具有两大功能——主血和主神，其中血是维持人体生命活动的基本物质，而神则是人体功能活动的外在表现。神有所主则人体安健，神失所养轻则心悸失眠，重则躁狂疯癫，故有"得神者昌，失神者亡"之说，而"神"也被誉为人"精气神"三宝之一。因此，神的调摄在养生、治病中十分重要，而调神重在安神、安神重在养心，琥珀便是其中的代表药。琥珀的命名就源于古人对"百兽之王"虎的认识，以及对"君主之官"心的重视。

早期的人们并不了解琥珀的形成，认为琥珀为虎死后其"精魄"入地所化，因而在《汉书》中称成为"虎魄"。古人出于对虎的敬畏、崇拜，认为虎在夺走生命的同时，生命的灵魂回归大地，转化为新的生命，因此虎被认为是掌管生杀转世之神。琥珀为松脂入地所化，深埋藏于地底，地为万物所归之处，与掌管生杀转世的"虎"相联系。诚如陶弘景《本草经集注》所言："琥珀，旧说松脂伦入地千年所化。"

琥珀色泽晶莹透亮，乃是松脂深埋地底上千年，得地之阴化而成琥珀，其形态也由植物转而变成矿物，故而体轻质重，性质平和，归于心经，既能镇心安神又能养心安神，并能活血通脉而安神，实为不可多得的安神要药。其安神定魄之功如虎之胆魄，主治心神不安之心悸、不寐，故而被奉为"众珀之长"。

虎既有迅猛的力量、矫健的身姿，更具沉着冷静的耐心，成为山林之王。琥珀从松脂到"众珀之长"，经历地底深处成百上千年的沉淀与磨炼，形态由松脂植物的特性转成重镇的矿物属性，性质平和，既能重镇安神又能养心安神，成为不可多得的安神要药，养护人体的"君主之官"。

❸ 推己及人是黄芪

黄芪古作"黄耆"，李时珍在《本草纲目》中解释道："耆，长也。黄芪色黄，为补药之长。"与"百草之王"人参相比，黄芪的补气作用无论是强度、广度都较为逊色，但其补益之功的应用却更为广泛，几乎可用于阴虚、阳虚、血虚等一切虚损病证，以及因气虚而致的血瘀、痰饮水湿等虚实兼杂病证。

黄芪多方位的补益功能始终都围绕着其核心功效补气而实现，如配伍当归以补气生血；配伍生地黄、天花粉以补气养阴；配伍桂枝、附子以补气温阳；配伍白术、防风以补气固表；配伍茯苓、防己以补气利水；配伍川芎、桃仁、红花以补气活血；配伍鹿角霜、皂角刺以补气托毒生肌；配伍柴胡、升麻以补气升阳举陷，"补药之长"可谓名副其实。

黄芪古作"黄耆"，其名也是儒家仁心思想中"推己及人"的体现。

药仪文化——中药与文化的交融

《礼记》云："六十曰耆，指使。"《释名·释长幼》进一步明确："六十曰耆。耆，指也。不从力役，指事使人也。"其强调了"耆"的本义为老，到了六十岁这一老年阶段，人生阅历丰富，可以指导他人学习、工作、劳动。将黄芪称作"黄耆"，体现了黄芪显著的补气功能可以随不同的配伍而广泛地应用于各种虚损病证的治疗。

黄芪"补药之长"的特性与其产地、生长环境和特性密切相关。黄芪为内蒙古的道地药材，主产于内蒙古西北地区。该地区多为沙漠地带，干旱缺水，日夜温差大，光照充足，植株成活率低。生长于该地区的黄芪根系发达，深植于地下，汲取地下水泽，茎高叶大，历经风沙尘暴、酷暑严寒、干旱少雨，具有顽强的生命力，成就其甘温补气之能。正是因为黄芪的这种生长习性，才赋予了其显著的补气功效并能广泛应用于各种虚证，真正体现了"内圣外王"的品性。

虎被赋予"百兽之王"的称号，最初或许是出于人们对其暴戾的畏惧、勇猛的崇拜，但在之后又出现了许多义虎、仁虎及虎医的文化形象。至此也显示出中华民族对"内圣外王"的完整定义：王者既不是停留于外表的凶悍，更不是欺凌弱小的霸权，而是以自己的强大与仁心去守护正义，兼具了勇猛与善良、义举与仁心的为人之理和处事治国之道，执虎狼之性而行仁义之事。百草之王的人参、众珀之长的琥珀、补药之长的黄芪以各自独特的来源、生长特性和功用，以本草的语言向世人传递出另一种"内圣外王"的意境。

第四章 玄武图腾

　　玄武是一种由龟和蛇组合成的灵物。如果说龙与凤凰是集各类动物融合而成的图腾，虎图腾是基于一种单一动物崇拜的图腾，那么玄武图腾与以上这些图腾均不同，它是简单的龟蛇组合，看似各自独立而不融合，却又相交缠绕不可分割。有学者认为，这简单组合的背后，彰显的是当初龟蛇图腾部落各自的强大，以致并存，而不能互相消减。

　　但再深究一番，这种互不相融的组合，其实是因为两者的相同点和对立点。两者可以组合在一起，首先是因为某些共性，如龟与蛇均长居阴湿之地，还具有冬眠之后的复活与千年不死的长寿等奇特属性。两者无法相融的对立点在于，龟负硬甲、行动迟缓，与人为善，蛇身柔软、迅猛敏捷，具有致命毒性，两者一刚一柔、一静一动、一善一恶，反差甚大，却又可以互补共处。

　　龟图腾蕴含的强大有力与蛇图腾背后的蜕而新生，让它们在各自独立时，就已被世人顶礼膜拜，各自被编写进了创世、救世的神话故事之中。当两者组合在一起成为玄武图腾时，它们强大的治水能力被人们视作镇水之神，并结合星宿文化，兼任掌管北方之神，守护世间。

　　龟与蛇均可入药，它们于阴暗之中蛰伏的习性被认为可以养阴、胜湿；它们的动静相宜、刚柔并济又给予医家养生治病的启示；它们在神话故事里诸多济世救人的神力，都可以在本草典籍中转化成药物的功效来治病救人。

第一节　玄远幽冥孕生机

黑暗潮湿的洞穴会让人感到害怕，但同时它的神秘幽暗也不断激发着人们的好奇与探索，那些长居于土穴暗洞中的龟与蛇，在人们心中也成为神秘、玄幻的象征。所以在上古时期，龟与蛇被大量地应用在卜筮和巫术之中。

人们灼裂龟甲祈问上天，依据龟甲的裂纹来预测吉凶，并将所卜之事记录于龟甲之上，甲骨文由此被深深地铭刻在历史长河中。《礼记·礼运》云："麟体信厚，凤知治礼，龟兆吉凶，龙能变化。"所谓"兆吉凶"，说明龟具有预测未来的非凡智慧，是先知先行的灵物，其背上的龟甲更是宇宙的缩影，蕴含着天地之间的秘密。另一方面，巫师们则会利用招蛇、定蛇之术来展现自己强大神秘的巫术，亦会祭蛇仙以祈福。居于我国闽东地区的畲族，至今仍保有"二月二"会亲日祭祀蛇仙的活动。

常说万物生长靠太阳，阳光所照之处总是一派生机勃勃的热闹景象；反之，背阳阴暗之处似乎常常与寒冷、潮湿、晦暗、静寂等令人不适的词联系在了一起。但龟与蛇的出现，让人们发现阴暗之地同样也蕴藏着无限的生机与可能。所以人们不仅仰望天空，敬拜遨游九天、追风逐日的龙和凤，同时也会低头探寻，崇拜居于水湿幽暗之所的龟与蛇。这也说明世间阴阳互存，阴阳之间不仅仅存在着对立制约的关系，也存在着互根互用、相互转化的关系。诚如《道德经》所言："万物负阴而抱阳，冲气以为和。"

有学者认为玄武的本意就是玄冥，武与冥古音相通。玄，黑也；冥，阴也。玄武之名皆因龟、蛇喜幽暗之所而来。这样的生长习性不仅使玄武图腾充满了神秘与玄幻，让人想一探究竟，也赋予了龟甲性寒养阴的特点，造就出了蛇祛寒除湿的功能。两者在寒冬均有冬眠的习性，来抵御严寒、蓄积能量，人们在观察到这一习性的同时，又结合自身总结出了一套冬季养生法则。

❶ 龟藏深泽禀阴生

龟为冷血动物，喜欢栖于水中，藏于阴湿的环境，为纯阴之物。如《本草蒙筌·虫鱼部》描述龟的产地："深泽阴山，处处俱有。"

因此，医家认为禀阴而生、色黑性寒的龟，以其背甲和腹甲入药时可以"专补阴衰，借性气引达诸药；善滋肾损，仗功力复足真元……禀北方阴气而生，为阴中至阴之物，大能补阴而治阴血不足"。龟甲质重性寒，入下焦，归肝、肾经，长于滋补肾肝之阴，兼退虚热，适用于肝肾阴虚而引起阴虚阳亢之头目眩晕、阴虚内热之骨蒸潮热、盗汗遗精，以及阴虚风动诸证所致的神倦乏力、肢体震颤等。此外，龟甲还能止血，因其长于滋养肝肾，性偏寒凉，故尤宜于阴虚血热，冲任不固之崩漏、月经过多。

在夏日备受人们喜爱的传统药膳零食——龟苓膏，亦有龟的存在。龟苓膏的原产地在广西梧州，是以当地的鹰嘴龟和土茯苓为主要原料，再加入甘草、红枣、桑叶、金银花、蜂蜜、菊花等，经过长时间熬炼而成的保健食品。传闻在三国时期，刘备病逝，南方诸郡的土著趁机起兵叛变，诸葛亮亲自出马平乱，兵将多为北方人，梧州气候湿热、多雾，初到南方水土不服，大多数将士上吐下泻，严重影响战斗力。当地人献上妙方，以当地特产乌龟、土茯苓熬汤饮用，诸葛亮令军士一试，果然功效如神，大部分将士均告痊愈。梧州气候的确湿热多雾，龟苓膏也确为梧州民间传统药膳，其药膳组成也符合中医清热祛湿的原理。其中的鹰嘴龟可养阴滋肾而清热，土茯苓则可祛湿，再配以生地黄、蒲公英、金银花等清热药，便熬制成了清热解毒、滋阴补肾的龟苓膏，服用后可改善夏季痱子，以及火热所致的咽痛、痔疮和便秘等。

❷ 蛇下奇果胜阴湿

蛇与龟多于夜间活动，藏于阴湿的环境，乃为纯阴之物。《要药分剂》描绘蛇的属性时言："生土穴阴霾之处，禀幽暗毒疠之气而生，降也，阴中阴也。"但从本草药性角度而言，蛇与龟在药性的寒热属性上却不相同，龟甲性寒，但蛇肉却是温性的，那么药性为温的蛇是如何来抵御阴湿的呢？其中就涉及另一味中药——蛇床子。由于蛇类喜欢卧于其植物之下食其果实，故取名为蛇床子，又名蛇粟，如李时珍在《本草纲目》中描述："蛇喜卧其下，食其子，故有蛇粟之名。"

蛇床子性温，味苦，其功效特性可以概括为"温燥"二字，蛇长期食用后能够抵御周围湿冷的环境。蛇床子入药，具有温燥祛湿、温补壮阳的功效。故作为药用，蛇床子既能温肾暖宫以治疗女性宫冷不孕诸证，又能够温肾壮阳以治疗男性肾虚阳痿，如《本草纲目》记载："蛇床乃右肾、命门、三焦气分之药，神农列为上品。不独补助男子，而又有益妇人。"因其又具有燥湿之功，还可治疗女性寒湿带下、皮肤湿疹等病证。对于寒湿久痹腰痛伴有的肾阳不足，蛇床子也尤为适宜。

❸ 龟蛇蛰伏存其身

蛇与龟体内没有自身调节体温的机制，仅能靠自身行为来调节体热的散发或从外界环境中吸收热量来提高自身的体温。在寒冷的冬季，它们的代谢率降低，体温也随之下降。此时，它们一改往日的避日喜阴，会移至日光下取暖来提高体温，更多地还会饱食一顿后钻入地下和洞穴中进行冬眠。中文中有"蛰"一字，用以概括描述这类非恒温动物的习性。"蛰"上部为执，原意为拘押、囚禁，下部为虫，在古代"它"与"虫"都是"蛇"的本字，所以"蛰"的原义即为蛇虫等动物在冬季将自己封藏起来，不吃不动。

人们观察到这一自然现象，对此进行了一番思考，在《易经·系辞下》中分析："龙蛇之蛰，以存身也。"意为龙蛇冬日蛰居，是顺应天时、保存精力。之后人们由物及人，联系到自身，发现冬季草木凋零、冰冻虫伏，是自然界万物闭藏的季节，人的阳气也要潜藏于内，保持阴气外盛、阳气内伏的状态。此时人体生长缓慢、代谢下降，人体的脉象也会出现相应变化。如《素问·脉要精微论》曰："秋日下肤，蛰虫将去；冬日在骨，蛰虫周密。"在秋天，脉象由浮转降，在皮肤之下，就像冬眠的动物将要蛰藏一样；在冬天，脉象由降转沉，搏动于骨间，就像冬眠的动物已完全隐伏下来。因此，《素问·四气调神大论》又进一步提出："冬三月，此为闭藏，水冰地坼，无扰乎阳；早卧晚起，必待阳光。"冬季日出晚，日落早，昼短夜长。不同于春夏之季的"早卧早起"，冬季随太阳升落规律应该做到"早卧晚起"，保证充足的睡眠时间，以利阳气潜藏，阴精的积蓄。在民间还一直流传着这么一句俗语："冬令进补，春季打虎。"冬天人体代谢缓慢，主封藏，此时通过调补能使精气更好地储存于体内。所以，在我国江南地区，冬令进补吃膏方成为不少人调理、养生的重要手段。

有人在解释《易经》所言的"龙蛇之蛰，以存身也"时，还上升到了待人处事的态度，认为龙蛇之蛰隐而不彰、谦虚内守，不炫耀也不为人所妒，可以保身处世。这种谦和、淡泊、内守的精神状态，其实也符合冬季的精神养生。为了保证冬令阳气伏藏的正常生理不受干扰，就要求保持精神安静自如，以使情志与"冬藏"之气相应。

《说文解字·虫部》在解释"蛰"字时云："蛰，藏也。"《尔雅》则解释："蛰，静也。"两者相合，一藏一静，是冬季养生的两个关键字，藏以养身、静以养神，是龟与蛇在冬季存身保命的护身符，是长寿的秘诀，也是它们给予人类的重要启发和养生智慧。

龟与蛇长居于阴暗沼泽之中，每于冬季长眠以护其身，先民们观察到这一现象并加以思考、实践，发现了龟甲的滋阴功效、蛇床子的温阳祛湿之能，并联系自身效仿两者的冬眠之态以静养其身。图腾对于人类的意义，不仅仅是去被动地祈求它们保护自己，还在于通过思考、模仿与实践去主动获得他们的生存技能，从而使自己能够在变化多端的大自然中立足保身。

第二节　动静相宜刚柔济

龟与蛇至冬长眠蛰伏，两者具有相同习性和属性。但若再做一番观察与分析，又会发现两者的截然不同：龟背负硬甲、行动迟缓，蛇身柔软、迅猛敏捷，两者一刚一柔、一静一动，反差甚大，这其中是否又有一些深意呢？

传说中，大禹治水三过家门而不入，建功绩、得民心，后建立夏王朝。大禹的父亲为鲧，鲧系氏族以龟鳖为图腾，通常鲧也会被当作灵龟的化身。大禹后娶妻涂山氏，而涂山氏一族认为蛇是自己的祖先。于是，各自强大的龟蛇图腾部落进行联姻，两者并存，但却不能互相消减各自的历史与文化。就这样，两个图腾组合在一起形成了新的图腾——玄武。因此，玄武是两族联姻后组合而成的图腾。

至东汉，许慎在撰写《说文解字》龟目记载："龟无雄，与蛇交。"按此说，整个龟类全无雄性，只有与蛇交配才能延续后代，无蛇相伴，龟就绝了后代。《说文解字》是我国第一部训诂鸿篇，对后世影响极大，人们在为玄武塑像时，唯恐玄武绝代或因外出寻偶离位而失灵，所以雕塑出了蛇缠龟的形象。许慎所言的"龟无雄"的说法很早就被人们否定了，李时珍在《本草纲目》中就指出了这一错误："雌雄尾交，亦与蛇匹。或云大腰无雄者，谬也。今人视其底甲，以辨雌雄。"但两者的组合是否就因此而毫无意义了呢？并不是，这背后另有深意。

有时，物与物、人与物，又或是人与人之间，不同点可激化为矛盾，但若善加应用，这些不同点也可以升华为互补点，从而获取平衡，完善自身。中医养生认为，静以养神，动以养形，动静结合，刚柔相济，以动静适宜为度。形神共养，动静互涵，才符合生命运动的客观规律，有益于强身防病。玄武图腾中的龟甲与蛇身正与这种动静相宜、刚柔并济的养生思想相吻合。

❶ 龟息无声心自静

龟的长寿在古籍中记载颇多，如《庄子·秋水》就载："吾闻楚有神龟，死已由三千岁矣。"《史记·龟策列传》记载有这样一则趣闻，言："南方有老人，用龟支床足，行二十余岁，老人死，移床，龟尚生不死。"古籍中记载的龟龄有些是真实的，也有部分可以当作神话传说，但我们的祖先在思想上崇拜龟长寿并非是毫无根据，而是经过了长期的观察而形成。

葛洪所著的《抱朴子》一书中就载有两则趣闻：一是城阳郄俭少时行猎，坠入空冢之中，饥饿时发现冢中有一大龟，张口吞气，或俛或仰。郄俭之前听闻龟会导引吐纳，于是模仿龟的样子，竟然不再感到饥饿。二是颍州张广定4岁的女儿在遭遇贼乱时坠入空冢，3年后家人回到此地打算收骨安葬女孩，却发现女孩模仿着空冢的大龟伸颈吐气，并未因饥饿而亡。葛洪将这种现象概括为"龟息"，并论述："有生必有死，而龟长存焉。"又云："知龟之遐龄，故效其行而增年……效龟伸颈吐气，得以不死。"

这为我国的"气功"创建奠定了基础。明代胡文焕根据《诸病源候论》中所载的内容整理成文《养生导引法》一书，其中便有"龟鳖行气法"，即古人模仿龟鳖而创立的导引吐纳法。龟鳖的呼吸极细极微，纳出无声，绵续如缕，似动非动，承先启后，因此能步步永继、长寿百数年。仿效龟鳖行气，当亦能使人长寿。清代唐宗海在《血证论》中为都气丸解释方义时亦提及："龙能蛰，龟能息，世传仙术，有五龙蛰，有龟息，皆是敛气之法。即皆是保养肾水之法。"

龟的纳出无声、极细极缓的呼吸方法启发古人创立了导引吐纳的养生方法，行动缓慢、遇险则内守于胄甲内的乌龟，其甲入药后亦有安神静心的功效。龟在现实生活中，与人接触较多，对人有益无害，在不少旧时趣闻里，都能听到乌龟不远千里返回故土向人报恩的故事。故人们认为龟是仁义之物，更是灵性之物。《本草衍义》云："以其灵于物，方家故用以补心，然甚有验。"所以龟甲入药归于心经，可以养血补心、安神定志，适用于阴血不足、心肾失养之惊悸、失眠、健忘，常与石菖蒲、远志、龙骨等品同用，如孔子大圣智枕中方。

❷ 蛇行驰电掣风动

　　龟的安静沉敛与惜命长寿让人们将其作为图腾崇拜，那么蛇的悄无声息和行动敏捷在让人们羡慕崇拜的同时，还带给了人们恐惧与敬畏，形成了一种情感更为复杂的蛇图腾崇拜。这从蛇的字义及其相关生活问候语中便能窥见一二。"它"，为"蛇"的初文。《说文解字·它部》云："它，虫也。从虫而长，象宛曲垂尾形。上古草居患它，故相问无它乎。"上古时期，人们多生活于野外山洞之中，常易受到蛇的袭击，甚至丧命于蛇，因此蛇成为威胁古人生命安全的因素之一。当时先民们见面时的第一句问候语言便是"无它乎"。

　　对于今日而言，不少人还对蛇的毒性留下了深刻的印象，可能归功于柳宗元笔下的《捕蛇者说》，这篇文言文也让许多人了解到蛇也是一味治病的名贵药材。"永州之野产异蛇，黑质而白章，触草木尽死；以啮人，无御之者。然得而腊之以为饵，可以已大风、挛踠、瘘疠，去死肌，杀三虫。"文章在开篇就强调了蛇的毒性，并说明了它的主治病证，从中可发现，蕲蛇尤善祛风。《素问·风论》云："风者，善行而数变……百病之长也，至其变化，乃为他病也。"风邪"善行"是指风邪致病具有病位游走、行无定处的特征，如春季连绵阴雨，部分患者易出现痛无定处的关节疼痛；或风疹（荨麻疹）可见疹无定处、痒无定处。风邪"数变"是指风邪致病具有发病迅速、病情变化无常的特征，如风疹可见皮疹骤发、此起彼伏；又如中风患者的突然昏仆。风邪致病变化多而快，面对如此难题，医家们观察到了蛇的走窜之性，以动治动，如《神农本草经疏》所载："蛇性走窜，亦善行而无处不到，故能引诸风药至病所，自脏腑而达皮毛也。凡疗风疗癣，防僻拘忌，偏痹不仁，因风所生之证，无不借其力以获瘳。"

因此，以蛇入药，蕲蛇、乌梢蛇、金钱白花蛇等均有祛风的功效。不论内风，还是外风，不论是中风之口眼㖞斜、半身不遂，还是破伤风、麻风病，皆用之有效，即是取其内走脏腑、外达皮肤、透骨搜风、走窜力猛之意。

❸ 龟甲蛇身刚柔济

龟缓慢匍匐、负重前行，给人一种安静谦和之美。蛇行动敏捷、盘绕吐信，给予人一种神秘迅猛之感。玄武图腾中的龟与蛇，一静一动，构成了鲜明的对比，同时龟甲的刚硬和蛇身的柔软，一刚一柔，也形成了强烈的反差，反映出一种刚柔并济、平衡制约的思想和处事之道，这种思想在本草方药中也有诸多体现，其中具有代表性的一味中药便是鹿茸。

鹿茸来源于鹿科的梅花鹿或马鹿没有骨化的幼角，在春季阳气升发时，从雄兽的头上采割而来，其性属阳，是一味补肾壮阳的要药，其补阳作用之强，可谓是峻补元阳，治疗各种肾阳不足所致的阳痿、肢冷、腰酸、小便清长，以及小儿发育不良、骨软行迟等症。这既是其刚硬的一面，但凡事过犹而不及，阳气峻补太过，亦有"火起锅干"之虞。这就是将人体比喻成了"一口锅"，补阳药即为锅下之火，火起后锅内无物，就会出现干烧锅穿的不良后果，所以在锅下添火的同时，还需要给予锅中加水，人体的精血就是需要向内加入的水或汤，所以在使用一些补阳药时，往往要配伍使用补精血的药。鹿茸之柔，就体现在它还有益精血、补肾精的功效。既能补阳振奋功能，又能补精血供养物质之效，补阳而不燥，温阳而柔润，不容易导致前文所说"火起锅干"的情况。在补阳的同时，也可以治疗精血不足、肝肾不足证所致的形体消瘦、神疲乏力、头昏耳鸣、腰膝酸软等。

如果说鹿茸的刚柔相济是自然直接给予的"恩赐"，那么在方剂中又有黄土汤一方，具有温阳健脾、养血止血的功效，是医家们在刚柔并济思想下的智慧产物。黄土汤主治脾阳不足、脾不统血所致的大便下血，以及吐血、鼻出血、妇人崩漏、血色暗淡、四肢不温、面色萎黄。黄土汤的组成中以辛温之物为主，其中，辛温而涩、温中止血的灶心土为君药；白术、附子温阳健脾、健脾统血为臣药。但辛温的白术、附子易耗血动血，故方中又加入生地黄、阿胶滋阴养血止血；并与苦寒的黄芩合用，制约了白术、附子过于温燥刚硬之性；而生地黄、阿胶又得白术、附子则滋而不腻，避免了优柔寡断、呆滞碍脾之弊。诸药合用，共呈寒热并用、标本兼顾、刚柔相济的配伍特点。此方为温中健脾、养血止血之良剂，被温病学家吴瑭概括为"甘苦合用，刚柔互济法"。

龟善守，蛇善攻，两者相合则为玄武。玄武图腾也因此被广泛应用于军旗之中，以抒兵情、涨士气、壮军威，达到战无不胜、攻无不克的最高境界。《三国演义》第七十一回中提道："凡为将者，当以刚柔并济，不可徒恃其勇。"统领军队之将才也应当兼具刚强与柔和。晚清名臣曾国藩言："近来见得天地之道，刚柔互用，不可偏废，太柔则靡，太刚则折。"无论是统帅军队、行军布阵，还是处方用药，又或是为人处世，世人若能懂得动静相宜、刚柔并济，自能有所成。

第三节 顶天立地愈人间

在原始社会，先民们观察到龟甲坚硬而有力，蛇身蜕变可新生，两者水陆两栖，不惧洪涝水患。人们羡慕这种能力，希望拥有这些能力以抵御自然的灾祸和疾病的困苦。于是，就将这些动物视为保护神和氏族的图腾，并认同自己的祖先是从这些动物化身而来。之后，逐渐地衍生出各种各样的神话传说。在这些故事里，这些保护神常救人于灾祸之中，如巨龟自断四肢帮助女娲补天、毒蛇救助同伴启示草药的功效、玄武化身为大龟协助大禹整治水患等。

这些传说多有夸大、演绎和杜撰的成分，但细究一下，便可发现这些保护神所具有的神力其实就源于动物本身拥有的一些习性，而正是这些也赋予了它们神奇的药效，如龟甲可强筋健骨、蛇蜕可杀虫治疮退翳。人们在对某些方药命名时，也会援引这些图腾的名字，如善治阳虚水湿的真武汤，这不仅是医家对于该方功效的提示，也是对其疗效的一种美好寓意。

❶ 顶天托地龟力大

俗话说"龟力大于山"。现实生活中的龟，其甲壳的承受力超乎寻常。李时珍在《本草纲目·介部》中记载："山龟之大者，人立背上，可负而行。"龟的大力也被人们编写进了各类神话传说中。在女娲补天的故事里，龟自断四足，驮石补天，顶天立地；在八百里通天河前，一只大白龟又将唐僧师徒四人和白龙马驮于背上，让佛经顺利地传入我国。在我国各地前人的碑志时，也可以发现不少字碑或墓碑下都会配以龟形碑座，称为"龟趺［fū］"。凡神灵圣贤、忠臣良将及重大功绩事件需要立碑铭记的，都要有龟趺。因此，龟形碑座所背负的已不仅仅是一块沉甸甸的石碑了，还承载着流芳百世的伟大功德和高贵品格。

坚硬的龟甲赋予了龟强大的力量。龟甲入药亦有强筋健骨之功，可用于治疗老年人肾虚之筋骨不健、腰膝酸软、步履乏力，并可用于治疗风湿骨痛，如《本草述钩元》所载："治风痛缓急，四肢拘挛，或年久瘫缓不收，皆效。"

古人亦常用龟甲治疗小儿先天不足所致的囟门不合、鸡胸、龟背等，如《本草崇原》云："小儿囟不合者，先天缺陷，肾气不充也。龟藏神于阴，复使阴出于阳，故能合囟。"

天是地球之顶，而头为人体之颠。在神话故事中，巨龟协助女娲补天救世；在本草典籍中，龟甲又可助医家合囟门救人。充满神话色彩的传说故事和记载临床实例的药典医案，都在述说着龟的力大无穷和舍生取义。

❷ 灵蛇蜕皮脱凡骨

在我国，灵蛇护仙草的传说流传已久。在野外生长的人参、灵芝等"仙草"，其附近常会出现蛇的身影。蛇蜿蜒曲行于丛林草木之间，于是人们认为它熟知草木所具有的药性，并将守护灵药作为己任。

在白蛇传的相关故事里，白蛇所化的白素贞就是一个天性善良同时又熟知医术的蛇精形象。在古希腊神话中，传说伟大的神医阿斯克勒庇俄斯在给人们治病时，一条毒蛇悄悄爬上他的手杖，他发觉后杀死了这条蛇。不久，又有一条毒蛇口里衔着一棵草，爬到了那条刚被杀死的蛇旁边，并将口里衔着的一株草敷在死蛇身上，那死蛇竟从蛇皮里爬出来复活了。阿斯克勒庇俄斯立刻有所醒悟：蛇熟知草木药性，兼具致命毒性和一种神秘的疗伤能力。于是他捡起这条蛇，将它缠在手杖上。渐渐地这根盘绕着一条蛇的手杖便被人们神化，成为医神的标志。目前，蛇杖也是世界卫生组织的标志。在我国，急救标志、中华医学会会徽、医师协会会徽及各大医学院校的标志中，均有蛇杖形象。

中药以蛇蜕入药，也是利用了蛇的致死毒性和更新修复能力，如李时珍对于蛇蜕入药的"四义"中，言："三能杀虫，故治恶疮、痔漏、疥癣诸疾，用其毒也；四有蜕义，故治翳膜、胎产、皮肤诸疾，会意从类也。"部分蛇具有毒性，人们利用其毒性来杀虫治疮。同时，人们观察到蛇有蜕皮的现象，认为蛇蜕入药有"蜕义"，可治疗目生翳膜、死胎不下等，并善治各种皮肤病。

在中西方传说中，蛇能与医药产生紧密的联系，一则与蛇的生存环境有关，二则与蛇具有致命的毒性和蜕皮的生长习性有密切联系。蛇的蜕皮被认为是恢复和更新的过程。同时，蛇蜕皮也作为一种标志，象征着医药的双重属性，即生与死、疾病与健康的结合。

❸ 真武治水源玄武

玄武图腾以龟、蛇为原型，两者善司水，苦于洪涝的先民因而崇拜之，于是尊玄武为司水之神。传闻中，治水英雄大禹的父亲也善治水，他曾化作灵龟助大禹治水，其名为"鲧〔gǔn〕"，并以"玄武"为字。至宋代，真宗赵恒追尊赵玄朗为圣祖，为避圣祖之讳，改"玄"为"真"，之后人们就用"真武"一词替代"玄武"了。

在方药中，有一治水经方，名真武汤。此方以"真武"为名，直接而形象地点明了其功用主治。真武大帝主管北方，北方气候寒冷，从该角度而言，真武汤是治寒的，由温热药组成。玄武在传说中又以治水而闻名，所以从名称还可以推导它有治疗水湿病证的功用。如《医宗金鉴》所言："真武者，北方司水之神方名者，借以镇水之义也。"两者相合，便可推导出真武汤主治证候的病机是阳虚水泛证。该证的病因病机为脾肾阳虚，脾阳虚弱，水湿不能正常转化运输；肾阳虚弱，水液不能正常蒸腾布散，两者共同导致水湿内停泛滥于人体，由下到上、由内到外，产生多种多样表现，如眩晕、心悸、咳喘、呕逆、泄泻等水湿泛滥的症状。温阳利水是这类病证的治疗大法，真武汤就是据此而设。方中附子作为君药以温阳；白术健脾燥湿，茯苓利水渗湿，生姜可以宣肺发汗散水，皆为臣药，作用于肺、脾、肾三脏，从上焦、中焦、下焦利水消肿；方中另有芍药酸柔收敛，既可防利水伤阴之弊，又可敛阳归根。

传说中，玄武之子大禹提出了改堵为疏、因势利导的治水策略，前后历时十三年，治水成功。历史上，李冰于蜀地建都江堰，利用分水鱼嘴、离堆、宝瓶口等将岷江水流一分为二、二分四、四分八……两千多年来，都江堰一直发挥着防洪灌溉的作用，使成都平原成为"天府之国"。本草经方中，又有张仲景创制的真武汤，利用三焦分消，治疗人体水湿之患。

治水与治病，竟皆有共同的规律可循。如果说有关玄武的传说蕴藏的是救世精神，那么改堵为疏的治水策略和三焦分消的真武汤方，则是玄武留给后人的财富与智慧。

先民们以玄武为图腾，初始大概仅是羡慕龟的力量、蛇的重生、两者水陆二栖的习性及不惧洪涝水患的能力。羡慕着、崇拜着、敬仰着，这些动物从一同栖居的生灵变成了祖先的化身、氏族的象征、民族的图腾，然后又纷纷出现在了救人济世的传说中。对先民而言，那些传说玄武的保民、佑民之举，是对安定生活的向往与期盼；对后人而言，这些传说中的壮志义举，是一种自我牺牲的济世精神，持续地影响华夏民族，孕育出了许多杰出的民族英雄和更多舍小我、成大我的平凡之人。

篇后记

虽然历史的车轮滚滚向前，图腾的内涵也在岁月的年轮中不断升华，但是图腾与中药水乳交融的亲密联系从未改变。从威辖四海的龙图腾，到昂首展翅的凤凰图腾，从威猛无比的虎图腾，再到刚柔相济的玄武图腾，中药始终贯穿其中，是图腾的载体，展现了中药与图腾文化的精彩荟萃。

龙图腾与中药的结合渗透于中华文明的每一个角落。人们将龙视为雨师，能够兴云布雨、掌管晴雨，中药中有体现"兴云布雨"特点的地龙、大小青龙汤和疏凿饮子。龙上天、遁地、潜渊，无所不能，与之相应的中药有天龙、地龙、海龙，都是龙图腾内在神性与外在威力的体现。龙的包容性和延续性成为华夏儿女"多元一体、万姓一家"的象征，而"国老"甘草的调和之能，民族医药的相互渗透与融入，正是龙图腾"和文化"精神的践行者与参与者。

凤凰图腾与中药的结合，闪耀在中华文明的每一个瞬间。凤凰自由翱翔于天地之间、向日求明、与风为伴，中药中则有上达颠顶的川芎、追风止痛的五加皮、消翳明目的凤凰衣。凤凰非竹实不食、非梧桐不栖的高洁品性，中药中有餐风饮露的蝉虫、天然素净的石菖蒲和出淤泥不染的莲花。凤凰涅槃、浴火重生，中药中有"沙漠人参的肉苁蓉、"九死回魂草"的卷柏、"回阳救逆第一品"的附子。

虎图腾与中药的结合，流淌在中华文明的每一条血脉。古人敬畏于虎嗥吼彻谷，而将大黄、附子、砒霜等药性峻猛，毒性剧烈的药物冠以"虎狼之品"；古人亦敬拜于虎的勇猛威严，中药中亦有追风止痛的虎骨，辟秽驱邪的艾虎，驱邪护正的白虎。同样地，虎化身"百兽之王"的磨炼与考验，也在人参、黄芪、琥珀的生长孕育过程中得以展现，成就其"内圣外王"的美誉。

玄武图腾与中药的结合，记录着中华文明的每一次蜕变。玄武作为龟蛇的复合形象，是龟崇拜、蛇崇拜、龟蛇交合崇拜三种信仰结合的产物，更是龟和蛇神性的完美融合。充满神秘、玄幻的龟、蛇生长习性，赋予了龟甲性寒养阴补肾、蛇抗寒温阳除湿的作用。龟甲坚硬行缓、蛇身柔软迅疾，两者刚柔相济、动静相宜，造就了龟甲延年益寿、蕲蛇祛风通络的效用。龟甲坚硬有力，蛇身蜕变新生，两者水陆两栖，不惧洪涝水患，成就了龟甲强筋健骨、蛇蜕退翳明目的神奇药效。

"四象"图腾与中华本草的交融相织，图腾的精神内涵丰富拓展了中药的药源、药性，而许多中药的药名，药用则赋予了图腾精神以鲜活的生命力，使得这些千百年前的图腾精神得以不断传承与延续。

第二篇 药祭

——祭祀文化与中药

引 言

提及"祭祀"二字，在您的脑海中首先会想到怎样的场景呢？是庄严肃穆的祭奠仪式，还是宰鸡杀羊、焚香祭拜的热闹场景，抑或是一群祝由在装神弄鬼的荒诞画面？让我们先来看一下，春秋时期人们是如何看待祭祀的。《左传·成公十三年》云："国之大事，在祀与戎。"在古代，祭祀活动与卫国扩疆的战争并列，被视为国家大事。那么，祭祀的本质到底是什么？为何古人如此重视祭祀？传统祭祀活动放之于现今社会又有怎样的意义？

《说文解字·示部》云："祭，祭祀也。"祭与祀两字含义相同。"祭"的左上部是牲肉，右上部是"又"，表示人的手，中下部如同一个桌案，表示以手持肉祭祀神灵。其造字的本义是用生肉敬拜神佛祖宗。在古时仅有王公贵族、富足之人有较多的机会享用珍贵的肉食，而渗透于生肉中的鲜红血液也暗寓着生命的宝贵。人们为了在祭祀活动中向神灵、自然或先人表达最虔诚的内心，必然要用上最珍贵的物品作为祭品，以祈求获得福报、避免灾祸。所以最初的祭祀活动主要通过呈上珍贵的祭品来表达虔诚敬畏的内心，其目的是为了求福避祸。

在人类发展的初期，神奇的自然赋予了人类甘甜美味的果实、遮风避雨的洞穴、驱寒保暖的火源，但同时也带来了暴雨雷鸣、洪水猛兽、疾病与死亡的灾难。先民们由于缺乏科学技术和对自然界的足够认识，认为天神地祇、雷公风伯、草木山川皆有神在。神孕育了一切，同时也可以摧毁一切。于是人们对神极尽虔敬之心，经常奉上供品，举行仪式，以此表达对神的感激与敬畏。

随着人类文明的进一步发展，祭祀的对象从天地山川、自然风物，扩展到了与自身有关的先人之上，出现了宗庙祖先祭祀。人们用对待在世之人的态度对待已故之人，选择在忌日生辰献上亡故之人最爱的食物，以招待归来的"亡魂"，由此表达对亲人的缅怀追念，同时也慰藉了因亲人离世所带来的悲痛之心，求得心灵的安详。之后，人们对于先人的祭祀又突破了血缘的限制。凡是有利于人们生存和发展的人或物，凡是有利于文明的保持和发展的人或物，即所谓的"皆有功烈于民者"（《礼记·祭法》），皆可列入祭祀对象。如在黄帝陵祭祀中华民族共同的祖先轩辕氏、至孔庙祭拜圣人孔子、寒食节祭介子推、端午节祭屈原等。这些祭祀对象的认定，体现的是人文教化的意义，而不再是神灵的作用。由此，祭祀的目的也从禳灾祛病、求福避祸、敬畏感恩转变成了慰藉人心、追思缅怀、感恩识报和培养诚信忠敬意识。

伴随着历史文明的进程，祭祀活动也逐步大众化、社会化、规范化，特别是礼制文化逐步渗透到祭祀活动中，使祭祀活动融合了礼仪文化的特征，形成了只有在特殊的时间以特定的形式开展祭祀活动以符合礼制规范。由此，部分特定时节的祭祀活动逐渐演化成节日民俗，如清明节、中元节、腊月祭灶等。其中一些原本庄严肃穆的祭祀仪式也转变成了热闹有趣的节庆活动。如用糖瓜祭灶神，通过咬春、吃春饼来迎接立春等。此时，群体的欢宴代替了最初的血肉献祭，成为祭祀活动的基本环节，达到了文化传承和社交娱乐的目的。

因此，祭祀文化是中国传统文化中不可或缺的一部分，其内容和形式伴随着人类文明的发展而不断变化，但其本质与目的始终未曾改变。时至今日，许多祭祀活动依然保持着原有的传统特色。《礼记·祭统》说："祭者，教之本也。"祭祀的真谛在于教化人民。日月山川、风火雷雨等自然祭祀，是人类与自然的对话，可以提醒人们永远要对自然保持谦卑感恩之心；先祖英烈、列祖列宗的祭祀活动，是后人与先人的对话，可以教育世人不忘先贤，学做一个诚信忠信之人；特定时令、特定时节的祭祀内容，是人们岁时团聚的欢宴，可以稳固家人间的亲情，又是传承文化习俗、获得文化自信的平台。

在众多形式的祭祀活动中，始终有中药的身影，在有些场合甚至以中药作为主角，彰显出祭祀活动与中药文化的交融。如以三牲祭天地先祖，用生机盎然的韭菜祭春，将驱赶毒邪的苦楝皮祭献屈原，把甘饴可口的饴糖作为祭灶的供品等。部分药物还与祭祀的对象之间有着密切联系，如蟾蜍与月亮、硫黄与火神、柽柳与雨神等。

本篇将从祭祀的珍贵祭品、自然祭祀、先人祭祀和岁时祭祀四个篇章来展现祭祀文化与中药的美妙融合。

第一章 祭祀供食

自从人类有了祭祀活动，祭祀便成为人类社会活动和日常生活中极其重要的内容，神圣而庄严。无论是遥远的上古时期，还是日新月异的今天，祭祀活动中的祭祀人员、祭祀对象、祭祀日期及祭祀仪式，都发生了翻天覆地的变化。祭祀人员已由最初的帝王将相发展为社会各阶层人士，祭祀对象已由最初的天地鬼神演变为先贤、先烈、先祖，祭祀日期也随之不同，祭祀仪式更是变得丰富多彩，既庄严隆重，又欢庆热烈。但无论如何变化，祭祀的内涵和目的始终如一，那就是生者的精神寄托和向往，这一寄托和向往集中体现在祭祀活动中的用品——祭品。

上古时期的祭品被认为是献给神灵的礼物，是沟通世俗与神圣的媒介，承载了人们对天地神灵的敬重。因此，当时的祭品往往是珍稀贵重。随着祭祀活动的日益社会化、生活化，祭品的种类也随之多样化。《礼记·祭统》云："水草之菹①[zū]，陆产之醢②[hǎi]，小物备矣；三牲之俎③[zǔ]，八簋④[guǐ]之实，美物备矣；昆虫之异，草木之实，阴阳之物备矣。凡天之所生，地之所长，苟可荐者，莫不咸在，示尽物也。"其明确了肉食、水草、蔬果、美酒皆可为祭品。但无论是帝王权贵阶层的祭

----

① 菹，用蔬果兽肉腌渍的咸味泡菜。
② 醢，熟肉加盐、酒做成的肉酱。
③ 俎，祭祖杀牲，平分肉食。
④ 簋，盛黍稷的方形器皿。

品，还是寻常百姓的祭品，皆为各自所能拥有或不易获取的珍贵食材，以彰显内心的虔诚和精神的寄托。如农耕时期弥足珍贵的牛羊、昭示勃勃生机的头刀春韭、寓意洁净美好的白蒿、经长时间精心酿制的美酒等皆为珍贵的祭品。

透过这些祭品探寻其背后所蕴藏的意向，不仅可以感受到人们的虔诚之心，亦可感悟到中国古人善思与变通的智慧。《礼记·祭统》记载："外则尽物，内则尽志，此祭之心也。"祭品是载体，可贵重，亦可简朴，但虔诚的祭祀之心、内心的精神寄托却是祭祀永恒不变的本质。令人值得称颂的是在古今众多的各种祭品中有本草药物的诸多体现和应用。

第一节　耕牛力强家国安

牛是人类较早驯服并应用于生产活动的家畜之一，在中国数千年的农耕文明史中，牛都扮演着举足轻重的角色，《风俗通义》曰："牛乃耕农之本，百姓所仰，为用最大，国家之为强弱也。"将牛提升至能够反应国民富强的高度。牛不仅是重要的生产资料、财富象征，也是古时候必不可少的军用军需物资，从而成为国家强大和稳定的保证和标志。于是，古人在举行一些隆重盛大的祭祀活动时，牛便成为最重要的祭品。汉字"牺牲"的本义为祭祀用牲的通称，而两字皆以"牛"为偏旁，可见牛是当时祭祀用的首要牲畜，肯定了牛为人类的奉献。

在传统文化中，牛是力量、勤劳、耕种的象征和代表，凡是与之相关的寓意往往会以牛表示：以孺子牛赞誉无私奉献者，以执牛耳比喻居于领袖地位。这种现象同样出现在中药名中，如牛膝、牛蒡子，均与牛的特性相关。不仅如此，牛全身是宝，中药中的许多中药皆来自牛，如水牛角、牛黄及黄明胶等。

❶ 强体壮力富家国

对于现代人而言，牛仅被视作肉食来源的一种，是餐桌上常用的食品。可在古代，牛不但是人类不可或缺的朋友，也是人类崇拜、敬仰的对象。在民以食为天的社会，粮食的多少既是社会稳定的基础，又是财富多少的标志，所谓"手中有粮，心中不慌"。牛勤劳、力大、耐力持久的自然属性，使之成为重要的生产资源。因此，古人对牛有一种天然的崇拜，希望能得到其庇佑，赐予自己能改变现实的力量而创造财富、获取财富，而上古神农氏部落更将牛视为部族图腾的标志。不但如此，"俯首甘为孺子牛"的精神属性使人们向往能像耕牛那样勤劳沉稳、勤劳致富。因此在古代祭祀活动中，时常将牛作为祭品以寄托自己对力量和财富的追求，对勤劳稳重的向往。

但相对于羊、猪、狗等其他牲畜，牛的繁殖率低、生长周期长、不易饲养，所以寻常百姓几乎不可能把牛作为祭品。只有权利至高无上的帝王在祭祀天地、三皇五帝、文王孔圣、本朝先皇时，才会将牛作为祭祀的首要祭品以祈求社稷永固、长治久安，并通过祭祀活动以求教化传承，万民归心，实现国泰民安。

牛不但在农耕社会中发挥着不可替代的作用，在护佑人体的健康、疾病的防治中同样有着重要的作用，以牛皮为原料制备而成的牛皮胶对人体有着重要的养生保健、强身健体的作用。血是维持人体生命活动的基本物质，血的多少直接影响着人的健康，决定着人的生活质量和生存质量。如血虚，则人神疲乏力、无力劳作，自然创造财富的能力也就下降了。阿胶自古以来就被认为是补血的代表药，现代皆认为其来自驴。其实，早在唐代之前，牛皮一直是制作上品阿胶的原料。《名医别录·上品》记载："阿胶出东平郡东阿县，煮牛皮作之。"唐代之后，由于官府禁止民间杀牛，牛皮熬胶才逐渐被驴皮取代，并将牛皮熬成的膏称为黄明胶。对于黄明胶的功效，《本草纲目·兽部》认为其能："坚筋骨，益气。"又能："止痢，吐血衄血，血淋尿血，无子。"这些说明黄明胶不仅能补血，还能止血助孕，可用于强身健体，治疗血虚、出血及不孕病证。这与牛皮为血肉有情之品、性平不燥的特性有关。

因此，牛以其强健的体魄和力量、勤劳沉稳的特性为人类创造财富，而其以牛皮为原料的牛皮胶又是补血强体的佳品，能改善人的健康，提高人的生活质量，无愧于古时祭品之首。

❷ 解毒辟秽护生灵

稳定是人类生存的基础，无论是对国家，还是对家庭，抑或是对个人都是如此。人们向往富有但更期盼和谐健康，但现实常常是残酷的。各类自然灾害的发生致使民不聊生，各种突如其来的瘟疫致使阖家合户染疾而亡，此起彼落的战争内乱使国家陷于动荡不安之中。此时，上至帝王朝廷下至黎民百姓，都渴望尽快消除、平息各种不安定的因素，使国家重新走上正轨，使民众重新过上安定的生活。在这种情况下，常会举行各种形式的祭祀天地鬼神、先皇祖先的活动，祈求上天的保佑、先祖的庇护。此时作为祭品的牛不但显示了其稳定、通神的作用，而且也与其另一个作用有关——解毒辟秽祛邪。除了牛黄以外，另一味牛制品——牛角，也具有显著的清热解毒之功。

牛在甲骨文中写作Ψ，《说文解字·牛部》曰："大牲也。牛，件也；件，事理也。象角头三、封尾〔wěi〕之形。凡牛之属皆从牛。"从甲骨文牛的形状中可以看出，牛角向上、向外，表明其具有祛除、抗御外邪，防御、保卫机体之意。作为药用，水牛角为苦咸寒之品，归于心、肝、胃经，具有显著的清热解毒、凉血消斑的作用，并有一定的防御疫毒功效，对于热毒、火热、疫毒有较好的疗效。火热、热毒、疫毒被祛除，则"邪去正安"，人体就会逐步恢复健康。所以，在祭祀活动中，用牛作为祭品，也是希望通过牛的解毒祛邪功效，以消除灾害祸乱，使国家趋于安定、和谐。

❸ 醒脑通神稳社稷

牛黄并非牛身上可食用部分，牛黄乃牛之胆石，但并非所有的牛都有胆结石，因此牛黄入药尤为珍贵。牛黄在胆汁中浸入日久，性味苦寒，具有十分显著而强大的醒神开窍、清热解毒的作用，常用于一些神昏癫狂，甚至昏迷不醒的患者。

中医学认为，人的神明、神志为心所主，而心被称为"君主之官，神明出焉"。如心之功能失常，则神无所主，会导致全身功能的障碍与紊乱，所谓"心动则五脏六腑皆摇"。同样，一个国家之君如果出现问题，思路混乱，政令朝令夕改，则会导致整个国家的不稳定，甚至爆发内乱而垮台。因此，就人的生命而言，心的功能必须正常，人的神智才会清晰；就国家而言，帝王必须心明神清，才能有效治理整个国家。

牛黄苦寒归于心经，能清心醒神、开窍通神，对于火热、痰热引起的神昏谵语、神识昏迷具有显著的疗效，如温热病抢救使用的安宫牛黄丸就是以牛黄作为君药，醒脑开窍、苏醒神明的作用卓越。因此，帝王将牛作为祭品也是希望能保持清醒的头脑，才能有效治理国家。

从遥远的上古时期到如今的现代社会，祭祀活动一直伴随着人们的生活左右。牛不但在农耕社会为人类的生存、繁衍，为社会的稳定、发展作出不可磨灭的贡献，而且其在人类的祭祀活动中，甚至在人类的精神世界中也打下了深深的烙印，形成了具有鲜明中国特色的祭祀文化。

第二节　血肉有情羊肉美

早在甲骨文中就写有（羊）字"Ꭹ"，描绘出羊头的形状。可见，羊在很早之前就被人类驯服，成为远古祖先重要的肉食来源，是先祖们重要

药仪文化——中药与文化的交融

-70-

的生存伙伴。自古以来，羊就是美味、温顺、祥和的代名词。因其肉质鲜美，与美味可口相关的字往往与羊有关，如"鲜"是"鱼"与"羊"的组合，其他如"美、养、羞、羡、羔、羹"等，其意多与美味的食物有关。《说文解字·羊部》曰："美，甘也。从羊从大。"可见，羊在古人心目中的地位。

"羞"的甲骨文 𦎍，一边是"羊"，一边是"手"，有手持羊肉进献食物之意。因此，古人在举行祭祀活动时，为表达内心的虔诚而将心目中最美好的事物作为祭品献上，羊与牛一起成为最早的祭品，以祈佑吉祥平安。如《诗经·周颂》记载："我将我享，维羊维牛，维天其右之。"《大戴礼记·曾子天圆》又载："诸侯之祭，牲牛，曰太牢；大夫之祭，牲羊，曰少牢；士之祭，牲特豕，曰馈食。"由此，"羊"之一字又引申出了吉利、吉祥的含义，如《说文解字·羊部》记载："羊，祥也。"诸多与祭祀相关的字眼词句也融合了"羊"的元素，如"详"就是在祭祀时赞美神迹，"义"就是在战前祭祀占卜时，预兆吉祥，表示动武合理、公正顺天。

味美鲜嫩、意喻吉祥的羊肉不仅是表达虔诚的祭品，是人们餐桌上的佳肴，亦是一味治病良药。西汉马王堆墓出土的《五十二病方》将羊肉载录为一味具有补益疗虚功效的良药，而"医圣"张仲景的当归生姜羊肉汤更是成为千古名方而被广泛流传。羊肉因其味美质嫩而被食用，因其能补中暖肾、益气补虚而作药用，更因其美味、温顺、祥和而作祭品，无不体现出古人贵阳重生、贵仁重义的思想。

❶ 血肉有情贵生命

在蛮荒的远古时代，世界各地均有以活人祭祀的野蛮习俗。在原始先民看来，只有献上最为珍贵的祭品才能表达自己最虔诚的内心，方可让鬼神聆听自己的祈祷，于人而言最为宝贵的事物便是生命。随着人类文明的进步，人祭的残忍习俗逐渐消亡，取而代之的则是动物血肉祭祀。《说文解字·血部》曰："血，祭所荐牲血也。从皿，一象血形。凡血之属皆从血。"血是代表生命的赤红色液体,人们在祭祀时将牲畜的鲜血滴在器皿内敬献给神灵,这是将最珍贵的事物献给神明之意。人体血肉相连,为生命所系,故以"血肉"一词代指人的躯体和生命,动物血肉亦成为替代生命的祭品。

在中药中,医家将具有滋补强壮、填精益血功能,可改善虚劳状态,顾护人体正气,用于治疗多种虚证的动物药定义为"血肉有情之品",如叶天士云:"夫精血皆有形,以草木无情之物为补益,声气必不相应,桂附刚愎,气质雄烈……血肉有情,栽培身内之精血,多用自有益。"羊肉作为血肉有情之物,具有滋补、润补之功,能养血补虚、充养肌肉。

羊是彝族最重要的民族图腾之一。祭祀之时,彝族同胞常用羊肉、羊肝来祭祀祖先和神灵。根据"以形补形、以脏养脏"之说,羊肝入药有养肝之用,如《本草纲目·兽部》引《原机启微》云:"羊肝,肝与肝合,引入肝经。"中医学认为肝藏血,肝既能储藏血液,又能调节血量,就像大地上的湖泊,当江河中水量过多时,则溢流到湖泊当中,以免河水暴涨而危害陆地,当江河水量不足时,湖泊中的水则补充至江河,以使河水能正常流动,而不会断流。因此,肝又有"主血海"之称。如果肝藏血的功能失调,则会出现缺血或异常出血的情况。

羊肝以己之脏补人之脏,使人血液得充,蓄血功能调节,从而血脉大治,正如羊仁爱无私的品格——舍己为人、不求回报。同时,肝开窍于目,羊肝能入肝明目、疗目疾、治雀盲(夜盲症),历来为医家所重视,如治疗眼疾的明目清肝丸。无论是君王百官,还是百姓商贾,都希望拥有一双明亮的双眼,能透过表象看清事物真相。一个蒸蒸日上的国家则是君王能明辨朝内忠奸,臣子能知世间疾苦,百姓能明白是非,商贾不唯利是图。以羊肝来祭祀,将最美的血食献祭给祖先与神灵,也从另一方面希望神灵祖先能够"看到"人间疾苦,降下福祉,保风调雨顺,人们安康,同时也赐予自己一双慧眼,能世事洞明、人情练达。

血是构成人体和维持人体生命活动的基本物质,是神志活动的物质基础，而丰满强壮的肌肉构成了人的形体，也是人体健康的标志之一。血肉相连，灵肉合一，生命之轮方可运转。以淳浓温厚的动物血肉代替人的生命献祭于神明，这不仅是人类文明进化的一大步，其血肉之中所蕴含的贵生思想更与羊益血、强体、明目的功效相得益彰。

❷ 火畜温补贵阳气

古人将牲畜与五行配当，羊配火行，故称为"火畜"。在人类的进化过程中，火的发现和应用具有革命性的意义，极大地促进了社会的发展和人类的进步。火给人以光明，给人以力量，也给人带来了希望，如同黑暗中见到了火光。同时，"羊"与"阳"同音，有太阳、阳光之意，能扫除阴霾，促使万物生长。在《西游记》第九十一回中，四值功曹驱赶三羊，口喊"开泰"，暗喻"三羊（阳）开泰"以破解唐僧否塞之遭。可见阳热之气寓意之深、之广，所代表的是正义和光明。由此不难理解，为何从祭祀活动初始，人类就将羊作为主要祭品，除食用外，更多地还代表了人们精神上的寄托、心灵上的慰藉，希望阳光普照大地，国富民强，家庭和睦。在民间亦以剪纸、书画等描绘三只羊以祈祷吉祥瑞福、国泰民安。

羊肉为甘热之品，归肾经、脾经，可温脾阳，补肾阳，如《本草从新·禽兽部》记载："（羊肉）甘热属火，补虚劳，益气力。"孙思邈在《备急千金要方》中描述其可"暖中止痛"。对于一些虚寒病证，如阳虚血凝引起的冻疮，脾肾阳虚引起的腹痛泄泻、四肢不温，以及女性胞宫虚寒引起的痛经、闭经等病证，羊肉均有良好的调养作用。张仲景的当归生姜羊肉汤更是以温热性质的血肉有情之品羊肉，配伍具有补血活血作用的当归和辛温散寒的生姜，治疗血虚寒凝之病证，对于寒性体质的人群也有良好的调养作用。

需要说明的是，因羊肉的火热之性，部分热性病证及热性体质者要慎用，同时也要注意食用时间与用量。但也有例外，如在江苏省徐州市有着"伏羊节"的传统，人们最喜在伏天吃羊肉配辣椒。因为夏季阳气蒸蒸，向上向外散发，此时"阳气在表，胃中虚冷"，体内的阳热反而虚少，加之气候炎热，人们往往贪凉饮冷而易伤脾胃阳气。这时吃羊肉，正可温运脾阳，排汗排毒，祛除冬春两季瘀积在体内的寒湿之气，也有助于一些冬季发作或加重疾病的预防，这就是"冬病夏治"。

《类经图翼·大宝论》云："天之大宝，只此一丸红日；人之大宝，只此一息真阳。"太阳是天上的宝，真阳是人之大宝，以温阳、助阳的羊肉献于上天，方显虔诚之心、贵阳之道。

❸ 温良知礼贵仁义

羊外形柔和温婉，性情温和良善，肉质美味可口，叫声婉转动听，与儒家礼教所推崇的温文尔雅契合，蕴含着祥和、温良、善义。董仲舒在《春秋繁露·持贽》中说道："羔有角而不用，如好仁者。执之不鸣，杀之不啼，类死义者。饮其母必跪，类知礼者。故所以贽。"从中可以看出，羊是一种"好仁""死义""知礼"的动物，这对君子的忠君仁义、杀身成仁、知礼行孝等要求不谋而合。《后汉书·王涣传》就曾用"羔羊之意"一词来评价洛阳令王涣为人为官清白、有节操。

羊肉鲜美可口，甘温补虚，其补益之功于人有益，是为道义；其性温润纯良，入药温而不燥，补血助阳，可阴中化阳，此为仁善；以羊敬母，祈福康健，此为行孝。在山西省太原市有"头脑"一食，又名"八珍汤"，由黄芪、煨面、莲菜、羊肉、长山药、黄酒、酒糟、韭菜调制而成，为明末清初著名医学家傅青主所创。相传明亡之后，傅青主归隐故里，侍奉老母，因母亲体弱多病，遂为母创制了"八珍汤"，使得母亲康复。此外，羊乳还具有补虚润燥、和胃解毒的功效。由此，羊集温良、仁善、孝顺于一身，在祭祀活动中以羊献祭，既可显示人对神明、先祖的敬意与顺良，又暗含期盼天道仁义护佑自身的美好愿景。

在蛮荒的年代中，人类先祖曾以血肉之躯、鲜活生命祭献于神，以最宝贵的生命、最惨烈的方式彰显虔诚之心；进入文明时代后，人们以羊之

药仪文化——中药与文化的交融

血肉替代人之性命，以此显示人们的诚心诚意与顺良谦卑。可以说，作为"血肉有情之品"，羊是在用己之生命以济人之危急，实为大义。以羊作为祭品，表达了人类的虔诚之心，寄托了人类对美好生活的向往。

第三节　人间有味是清欢

动物血肉曾被作为重要的祭品用于祭祀，但对于享用不起"肉糜"的寻常百姓而言，以肉食祭祀并非易事，取而代之的是园中蔬果，或是山间的野菜，故有"无牲而祭曰荐，荐而加牲曰祭"之言。

在《诗经·豳风·七月》中就有"四之日其蚤，献羔祭韭"的祭祀场景描写。意思是说，到了"四之日"这一天需要献上羔羊和韭菜进行祭祀。《礼记·王制》又云："庶人春荐韭。"就是说，老百姓在春天将韭菜作为祭品。现今，在我国梅州市丰顺县，人们还会在每年的春节选用大米和韭菜制作"韭菜粄"用来祭祀先人。

《诗经》中另有《采蘩》一诗："于以采蘩，于沼于沚……于以采蘩，于涧之中。"这是一首反映人们为祭祀而劳作的诗，主要叙写主人公为了置办祭祀所用的祭品——蘩（白蒿）而大费周章地去溪涧沼沚寻找和采集的过程。在《左传·隐公三年》中，左丘明又云："苟有明信，涧溪沼沚之毛，苹蘩蕴藻之菜，筐筥①[jǔ] 锜 [qí]②釜之器，潢 [huáng] 污③行潦 [lǎo]④之水，可荐于鬼神，可羞于王公。"再次验证了浮萍、白蒿等水草是古代祭祀中的常见祭品，亦可供人食用。

韭菜生于初春，碧绿挺立，辛香爽口，气味香浓可驱秽浊；白蒿长于

① 筥，盛物的圆形竹筐。
② 锜，古代的烹煮器皿，底下有三足。
③ 潢污，积水池。
④ 行潦，沟中的流水。

水中，叶白质柔，香美可食，蕴藏着洁净柔美之意；两者又都具有旺盛的生命力。以此二物祭祀宗庙，以示温婉、虔诚之心，亦似在祈求神明祛邪逐恶，护佑众人繁荣安康。

❶ 春韭野蒿荐春盘

相较于用名贵的牛羊肉作祭品，韭菜和白蒿似乎显得"低廉"，然而宋代大文人苏轼曾在词中描绘过"雪沫乳花浮午盏，蓼茸蒿笋试春盘。人间有味是清欢"的词句。肉类香浓淳厚，而白蒿柔美清香，春韭辛香爽朗，皆为鲜蔬佳品，亦可作祭品。

对于白蒿，《救荒本草》云："采嫩苗叶煤［zhá］①熟，换水浸淘净，油盐调食。"《食疗本草》载："其叶生挼［ruá］②，醋淹之为菹，甚益人。"新鲜的白蒿质地柔嫩，香美可食，生蒸皆宜，既可腌制为酢菜食用，更是古时救荒充饥的常用品。

韭菜是春季常见的时令菜。作为食材，初春时节的头刀韭菜气味最是香浓，口感最为鲜嫩，价格也最高。所以民间有"头刀韭菜，二刀肉"的老话，意思是第一茬的韭菜和第二刀的肉都是特别好的东西。头刀韭可以与肉相提并论，可见韭菜在人们的餐桌上和春祭祭台上的重要地位。春韭经历了一个冬天的封藏，在早春暖阳的温煦中，在温润春雨的滋润下，蕴藏着春日阳气，率先从菜园子里嫩生生地冒出了头。春韭得早春阳气，先春而生，此时食用春韭正顺应了春季阳气升发之性，符合顺应天时、不时不食的养生之道。《本草衍义》还有韭"春食则香，夏食则臭"之说，所以初春时节的韭菜口感最佳，又最具升发之性，最为珍贵，以此进献神明和先祖，可显示献祭的虔诚之心。

---

① 煤：同炸。
② 挼：指皱的，不平展的。

❷ 勃勃生机祈昌久

"韭"之一字,《说文解字·韭部》云:"象形,在一之上。一,地也。"底部一横指大地,上部就如同一丛向上生长的韭菜。李时珍则通过其生长习性,在《本草纲目·菜部》解释为:"一岁三、四割,其根不伤,至冬壅培之,先春复生,信乎久生者也。"韭菜为宿根类植物,地下根系发达,故有"丰本"的别名。因此,韭菜的地上部分被剪后,仍具有旺盛的生长力。春季的韭菜一般可以收割三茬,所以许慎在《说文解字·韭部》中还曾说:"一种而久者,故谓之韭。"韭菜在民间还被称之为"懒人菜",这也体现了韭菜旺盛的生命力和再生力。韭菜根系发达,生命力旺盛,蕴藏阳气,而人体之肾为先天之本,肾阳为人体阳气之根,所以韭菜,尤其是韭根和韭子,能够温肾助阳,可用于肾阳不足所致的腰膝冷痛、阳痿遗精、遗尿尿频、白浊带下等,尤其适用于肾阳虚衰之阳痿、宫冷,在民间有食用韭菜治疗男性性功能障碍的习俗,并将韭菜称为"壮阳菜"。

白蒿,古作"蘩",李时珍解释:"以其易蘩衍也。"白蒿生长旺盛,植株繁茂,枝条在适宜的条件下能长出不定根,当植株受到践踏后,旁的枝条会脱离母株,又发育成新个体,故还有"旁勃"之名。如此旺盛的生长习性亦赋予了白蒿补虚益人的功效。其作为药用最早记载于《神农本草经》,被列为"上品",言其可"久服轻身,耳目聪明,不老"。孙思邈还言其可"养五脏"。从这些论述中可以看出,早在《神农本草经》时期,就已经系统地认识到白蒿"益人"的作用和应用范围,能补益五脏、补中益气,长期服用可以使人健康长寿。

一种而久的韭菜和旁勃生长的白蒿均暗含了生生不息、长久不灭的勃勃生机,以之为祭品,既有不忘先祖、敬奉神明之意,还蕴含着祈求长久繁荣的期盼。

❸ 清洁明净驱秽浊

韭菜气辛香而味浓郁，因此具有散瘀化浊、行气解郁、醒神助阳之能，适用于气滞血瘀的病证，尤宜气血瘀滞于胃脘而导致的膈噎等病证，也可用于春季疲倦困乏的春困之证，并可治疗阳虚气滞之便秘。可以说，韭菜具有祛陈腐、洁脏腑之功。如果说祭祀前隆重的沐浴礼是为清洁外在仪表，那么以韭菜献祭则暗藏了洁净内在代谢之物、畅通脏腑气血之意了。

长于水边的白蒿更具清洁、明净之性，这与其外观形态和生长环境均有关系。白蒿身披白色绒毛，在外观形态上有别于其他蒿草。《礼记·檀弓上》记载："殷人尚白，大事敛用日中，戎事乘翰，牲用白。"殷商时期，古代先民有推崇白色的习俗，白色有洁净、明亮之意，故喜用白色的器皿和祭品来祭祀。此外，《本草纲目·草部》记载："白蒿处处有之，有水、陆二种……二种形状相似，但陆生辛熏，不及水生者香美尔。"可见，水生白蒿较之于陆生白蒿其味更馨香，其性更洁净，所以一般以水生者入药，而从《诗经》一文中可发现用于祭祀的蘩亦采于水边。白蒿生于川泽，经清涟濯洗后更显洁净、柔白，所以古人还常常用蘋、藻等水草来祭祀。白蒿作为药用则具有"主治五脏邪气"之功，可治风寒湿痹、黄疸、热痢等疾病，还可治疗皮肤疥癞恶疮。其清洁、明净之性可见一斑。

《诗经·大雅·既醉》言："其告维何？笾豆静嘉。"其描述了盛放于祭祀器皿内的食物是洁净而美好的。韭菜辛香驱秽，白蒿净白化浊。韭菜和白蒿是祭祀之物，诚心诚意则是祭祀之心，祭祀的诚心就应如在清涟濯洗的白蒿一般，清洁明净，不含杂念。祭祀活动传至今日，不仅是为了祈佑福禄安康，在筹备祭品过程中人们的勤恳敬业、一丝不苟，亦值得扩散到日常生活、学习、工作的方方面面。祭祀要有诚心，药师要有匠心，医家亦要有仁心。

春祭之日，当王公大臣们将鲜美的肉食奢侈地端上祭台时，民间百姓则在神明、先祖面前呈上了一盘盘新鲜的韭菜和洁净的水草，满盘的新鲜美味，也是满盘的生机盎然。这体现出中国古人善思与变通的智慧，同时也指明王权富贵、黎民百姓皆有祭祀的义务，亦共同享有祭祀的权利，而其中的祭品则可因人而异。不同阶层的人们，桌案上摆放不同类别的祭品，但都有同一颗虔诚之心，这就足矣。祭品是一个载体，实质是要表达内心的敬畏、感恩与追思。倘若内心不诚，再丰盛的祭品，再隆重的仪式，都只是做给他人看的形式，而丧失了祭祀的内在核心，此为"不度德"；如若所献祭品于自身而言过于贵重，或一味讲究祭祀仪式的大操大办，损财劳力铺张浪费，此又为"不量力"，两者皆不可取。

第四节　袅袅香火敬神明

五谷、蔬果、美酒，当这些祭品被一一摆上供桌后，人们便要点燃香烛，敬香叩拜。民间有这样一说，神嗜饮食，但鬼神英灵却都是依靠食"香火"为生。"香火"本意是指用于祭祀祖先或神明的香和烛火，受人香火越多，则神灵之力愈强。后来"香火"又引申为祭祀祖先的人，意思就是给祖先上香的子孙、后裔或继承人，若是家族无子嗣或是某学术流派、武林流派没了继承人，这便是"断了香火"。

祭祀焚香的做法最早可以追溯到上古时期。司马迁的《史记·五帝本纪第一》记载："于是帝尧老，命舜摄行天子之政，以观天命。舜乃在璇玑玉衡，以齐七政。遂类于上帝，禋（yīn）于六宗，望于山川，辩于群神。揖五瑞，择吉月日，见四岳诸牧，班瑞。岁二月，东巡狩，至于岱宗，柴［chái］，望秩于山川。"这里"禋"和"柴"均是指烧柴升烟，向天祈福的祭天礼。在记载先秦礼制著作的《礼记·祭法》中还提到了"燔祭"一词，"燔柴于泰坛，祭天也"。不过，那时还不是烧香，是烧柴火。

至汉武帝时，产自西域的"香料"传入中国，开启了真正烧香的时代。隋唐以后，"西域香"逐渐被"南香"取代，原本贵重、稀少的香料价格开始走低，加之佛道二教的发展，两教皆尚香，信徒众多，焚香的祭祀环节便被普及到了寻常百姓家。

这些香料不仅在祭祀、宗教、朝贡贸易等方面不可或缺，作为香药入药，还具有芳香辟秽开窍、理气止痛等药用价值。此外，祭祀常用的檀香、降香、沉香等香药，其各自独有的药性功用也暗喻了不同的祭祀文化与内涵。

❶ 袅袅檀香至极高

檀香从古至今都是上等的祭祀用香。"亶"既是其声旁也是形旁，是"壇"的省略，表示祭祀的高台。由此可见，檀香当是我国最早的祭祀用香之一。檀木质坚韧细致，色泽鲜红而有暗香，是古人眼中的高贵神木，多用于焚烧祭天。《本草纲目·木部》记载："释氏呼为旃［zhān］檀，以为汤沐，犹言离垢也。"佛家用檀香，佛经提到只有世间遍布檀香，没有欲望的臭气熏蒸，天神才能降临人间，为人类带来美好的生活。这与檀香沉稳醇和的气味有关，闻之可镇定安神，摒除邪妄之念，给人以平静祥和之感。同时也暗示了古人认为檀香有着沟通神灵的效用。

檀香袅袅上至九霄，可沟通天地。其气味上行，用之于人体则有理气、行气之功，药势以升为主，如《汤液本草·木部》引金代医家李东垣之言："能调气而清香，引芳香之物，上行至极高之分。"《本草求真》言檀香可治因冷气上结所致的"饮食不进，气逆上吐，抑郁不舒"。檀香引脾胃之气上升而增进饮食，又能开发胸肺之气郁而宽畅胸膈，所以常用于脾肺之气失调而出现的胸膈闷胀、心腹疼痛、饮食少进、噎膈吐食等。

古人认为"烧"有"捎"之意，"香"含有"信"之意，烧香就是将自己的祈愿、祝福、敬意，附于袅袅香烟之上，向上捎给神明、先灵。檀香沉稳醇和，上行至高，自是成为古人祭祀燃香的首选之物。

❷ 香气劲远引鹤降

虽然佛教对檀香推崇备至，但因其为外来香药，道教认为不可用来供奉神明，所以在一段时间内被道教祭祀禁用。在道教，被尊为诸香之首的则是降香，是设醮祭祀、修行的第一香。

"降"有降落、降引、下降之意。《本草备要·木部》记载："降真香，焚之能降诸真。"道家认为，降香可以感引鹤降，以真香修行真人，降香之名由此而来。同时，"降"又有降伏病魔、驱离浑浊的内涵，如《本草纲目·木部》所载："烧之，辟天行时气，宅舍怪异。"

降香被道家赋予了"感引鹤降"的神奇传说，而在医家看来，降香同样具有"引降"之性。《本草问答》云："降香味苦色红，故降血中之气，能止吐血。"降香性沉降，能够入血分，引降气血，治疗气血上逆引起的吐血。同时，降香行气止痛、止血消肿功效也非常神验。《本草从新·木部》记载周崇被海寇刀剑所伤，血出不止，用花蕊石散治之无效，军士李高用紫金藤散敷之，血止痛定，第二日即结痂如铁，伤口逐渐愈合，且不遗留瘢痕。后文补充："紫金藤，即降真香之最佳者也。"

如果说檀香是上天传达信息的使者，那降香则是引导神灵下界的咨客，也是引导众人回归真我的香品，更是引导脉外离经之血重归正位的止血良药。

❸ 沉水而香濯烦嚣

在香道中有"沉檀龙麝"四大名香，沉香居于首位。其香气沉静高雅，焚上少许，香味就可以弥漫整个屋子，古人也曾用其祭祀。且沉香乃是纯阳之品，符合天的阳刚温热之性，故古代多用以祭天。

但深究沉香的来源，可以发现仅用"纯阳之品"四个字来概括其中的原因，还远远不及。沉香是白木香干燥木质的结油部分，也就是沉香树"受伤"后真菌入侵，其分泌出来的树脂在特定的温度和湿度下凝结而成的凝结物。因此古人认为沉香是禀赋于地之阳、天之阴而生的，具有"补相火抑阴助阳，养诸气通天彻地"的功用特性。用于祭天，其温热阳刚，又可通天彻地；用以入药，则具有"上而至天，下而至泉。用为使，最相宜（《汤液本草·木部》)"的特点，还具有"补五脏，益精壮阳，暖腰膝"的功效。

上好的沉香木质地坚黑，可沉入水中，如《本草求真》所言："体重色黑，落水不浮。"《本草备要·木部》云："诸木皆浮，而沉香独沉，故能下气而坠痰涎。"其常用于治疗肺肾两虚、肾不纳气的久咳久喘。又因其气味芳香，升降兼备，能理人体诸气。清代医家陈士铎还认为沉香能够交通心肾，可治疗心肾不交的不寐，如其在《本草新编》中所载："沉香，温肾而又通心，用黄连、肉桂以交心肾者，不若用沉香更为省事，一药而两用之也。"

沉香的形成需要"磨难"，需要时间，历经磨难，不急不躁，于腐朽中沉静、蜕变，就如同各种宗教故事中的佛祖、仙人度劫而生的传说一般，也是各类成功案例背后的真实写照。用之祭佛祖、祭仙人、祭先烈，自有深意。

青香一支立于香炉之中，形影一人站于供桌之前，呢喃的低语依附在缭绕的青烟中缓缓上升，纯净众人的情志，荡涤世间的恶秽，最终来到神明和先灵的耳畔，表达思念和感激，祈祷福佑和安康。诸神、先灵食用的不是"香火"本身，而是附于香火之上的永不淡忘的情感和永久铭记的感恩。

呈献祭品是祭祀活动中不可或缺的重要环节。蛮荒时期的人祭，王公贵族的肉祭，素衣百姓的蔬果祭，彰显富贵的满桌珍馐［xiū］美酒祭，再至现今所提倡的摒弃繁俗，仅献鲜花一束、青香一炷，在不同时期、不同阶层，人们对于祭品的选择也大不相同，但以虔诚之心筹备、敬献祭品的原则未曾变过。

第二章　自然祭祀

原始先民们以天为被，以地为床，以石穴为居，以果实和兽畜为食。但由于生产力水平的低下和科学知识的贫乏，人们不时受到自然灾害的侵袭，于是便将灾害的原因归结于鬼怪在作祟，又或者是上天对人类的惩戒。与此同时，人类震慑于风雨雷火，祈福于日月山川，又幻想着有一种神的力量能护佑人类，改变自然。于是，逐渐地，这些自然现象被赋予了"神性"，成为人们心中的祭祀对象。原始先民们就通过在石壁上描绘、雕刻神的形象来表达对自然的敬畏，并祈求神的庇护。

随着社会生产力的发展，人类逐渐学会了打造和使用生产工具，生产活动也更为丰富，开始蓄养动物、根植农地。此时自然界的风雨阳光对于农业生产起着决定性的作用，人们开始通过祭祀来感恩于阳光赋予动植物旺盛的生命力，也通过祭祀来祈求降雨护佑农作物的正常生长。当人们渐渐地有了剩余的食物与其他财富，最初的原始社会部落也由此转型为皇权制度下的国家、城邦。虽然位居帝王，但风调雨顺是国泰民安的前提，所以那些不直接从事农业生产的帝王们也移驾前往郊外祭祀天地风雨。至秦始皇整合秦国与东方六国的诸多山川之后，又构建出了一套全新的国家山川祭祀格局。此时自然山川祭祀又是政治地理格局的一种反映，有着宣告王朝正统性及皇帝控制力的意义，故而历代帝王皆有泰山封禅的祭祀活动。

时至今日，人类社会的科技已达到高度发达的水平，我们已经能够用科学知识去解答风雨雷电的产生，能用科学技术去攻克农业生产难题，但是自然祭祀的习俗已经作为一种传统文化扎根于国人的心中：中秋节需要祭月奉食，行至名山大川游览时奉上一炷清香或是系上一条红绸带，部分被人们敬为神山的雪山仍旧不允许攀爬等。现代社会中的自然祭祀的重要意义在于告诫现代人，无论科技如何发达，人类对于自然，对于地球母亲，仍旧要保持敬畏而谦卑的心态，不可索取无度，要敬畏她、感恩她，更要爱护她。

以日月山川、风雨雷电为祭祀对象的自然祭祀活动，是人类与自然的对话，人类对自然的态度从一开始单纯的敬畏、感恩，到利用自然来发展农牧工业、巩固疆土，最后再回归到感恩与谦卑。从古至今，自然祭祀都被赋予着极为重要的意义。在本草诸药中，不少药物的命名、特性与功效也蕴藏着人们对自然的思考、探索与理解，本草诸药是人类探索自然所获得的成果，亦是思考、理解、对话自然的媒介。

第一节　雷丸霹雳驱毒恶

在甲骨文中"雷"写作"𑀳"，由一根分权的闪电干枝和两个代表车轮的圆圈组成，表示天空伴随闪电发出滚动的巨响。其造字本意是指天空爆发闪电霹雳，并伴随轰隆隆的震天巨响，犹如天神的战车在天穹之顶滚过。伴着阵阵雷声，随之而来的可能是火山的爆发、人兽的死亡。于是，人类对天雷产生了恐惧和敬畏，形成了一种自然崇拜，并将天雷人格化，敬之为神灵。由此雷神成为东西方神话传说中主管打雷的神。远古人会在日常器皿上装饰大量重复的雷云纹，以示对天神的崇拜，也以此祛邪避害。

之后，关于雷神的神话故事开始在一些文字记载中出现，最初的雷神是以神兽的形象出现。《山海经·大荒东经》曾记载黄帝在捕捉雷兽后，令人剥下它坚硬的皮革制成一台大鼓，再用雷兽的骨去敲击，其声如雷，轰隆的巨响使周围五百里的地方都受到震荡，以此威慑天下。逐渐地，雷神又演化出了半人半兽的形象。《山海经·海内东经》记载："雷泽中有雷神，龙首而人头，鼓其腹。在吴西。"后期，雷州首任刺史——唐人陈文玉，管辖地合州本就多雷电，在他的建议下，将合州更名为雷州，在任期间，励精图治，使得人民安居乐业，其以人的形象成为百姓心中的雷神。

在中药中，亦有一味药物与"雷"相关，其名、性、功效均显示出了古人对天雷的观察、思考与敬畏崇拜，这味药就叫雷丸。

❶ 新雷造物孕雷丸

雷丸之名，首先与其来源有关。雷丸为白蘑科真菌雷丸的干燥菌核，是真菌寄生在植物根部，尤其是竹的根部，所形成的菌核。李时珍在《本草纲目·木部》中记载："云雷斧、雷楔，皆霹雳击物精气所化。此物生土中，无苗叶而杀虫逐邪，犹雷之丸也。"《本草便读·木部竹类》亦言："感雷而成苓。"古人在多雷电的地区，常常会捡拾到一些如斧、如楔的石器，便认为这些东西是伴随雷击从天而降。古人不知雷丸乃真菌寄生所致，故认为雷丸亦是感雷而成。

这其实也反映出了一种万物守恒的哲学思想：自然可以毁灭一切，但也可以孕育一切，雷、雨、电、火均是如此。原始先民恐惧于天雷轰鸣带来的灾祸，同时人们也发现天雷也可以孕育新生。在印第安人的神话故事中，流传着这样一种说法：雷神是被作为创造人类的始祖。当闪电把天空划破时，鲜血从天上滚下，掉在森林的树叶上，于是就有了人的产生。在我国文人的笔下，雷代表着春的开始，赋予了生物勃勃生机。如宋代词人欧阳修在《戏答元珍》中描绘过这样的自然场景："残雪压枝犹有桔，冻雷惊笋欲抽芽。"清人张维屏则写有《新雷》一诗："造物无言却有情，每于寒尽觉春生。千红万紫安排著，只待新雷第一声。"

先民对于雷电的崇拜，不仅仅因为对死亡和毁灭的恐惧，更多地还是因为雷电能够给自然带来了新的生命。

❷ 寒水之精清胃热

在初步克服了对雷电的恐惧后，人类对雷电现象开启了自己的观察和思考。我国古人很早就观察到，乍暖乍寒的初春是多雷之季。他们认为，冬季阴寒凝集，属水，此时万物收敛闭藏；春季阳气始升，属木，此时万物生长升发；就在这阴阳交感、一收一升之间，产生了雷电，也孕育出了感雷而生的雷丸。

因此，雷丸禀天地阴寒之气而生，气味苦寒，可以清泄胃中火热以治疗胃热所致的胃脘灼痛不适。孙思邈在《千金翼方》中记载将雷丸与甘草、防风、桔梗、猪油微火煎膏制成摩膏方外用，还可用其治疗小儿外感风邪后出现的身体壮热，甚至高热后出现的手足抽搐。在《本草崇原》中还特别指出："当是气味苦寒，久服则精寒故耳。男子多服阳痿，则女子久服子宫寒冷，不能受孕，其不利可知。"雷丸的苦寒之性可见一斑。

药仪文化——中药与文化的交融

❸ 雷霆震怒驱虫邪

雷丸之名的由来，除了与其来源有关以外，亦和人们服用雷丸后随即出现的生理现象有关，并由此而确定了其功用。《本草新编》云："遇怪病在腹，无药可治者，加入辄应如响。名曰雷丸者，言如雷之迅、如丸之转也，走而不留，坚者能攻，积者能去，实至神之品。"服食雷丸后，人们觉得腹中肠鸣频频如天界雷声阵阵。其药效迅猛，岂不又与自然界的雷电烁闪轰鸣一般？

雷丸最核心的功效，是驱杀胃肠内的寄生虫，《本草新编》又言："胃热可解，力能杀虫。不论各虫，皆能驱逐。"有趣的是，在中国古人看来，天界的雷神除了负责打雷之外，还需要负责一些世俗事务，如惩恶扬善。

民间至今都有"恶人遭天打雷劈""雷劈不孝子"的说法。《论衡·雷虚》最早记载了雷神的世俗职能:"盛夏之时,雷电迅疾,击折树木,坏败室屋,时犯杀人。世俗以为击折树木、坏败室屋者,天取龙;其犯杀人也,谓之(有)阴过,饮食人以不洁净,天怒,击而杀之。"此时,其主要通过雷击以惩罚恶人和"饮食不洁净"的人。

天界的雷神有驱恶扬善的职能,而本草界的雷丸则有驱虫护体、清热泻火的功效,可以说雷丸从来源、药性乃至功效都脱离不了"雷"这一元素了。人们将此药名称为"雷丸",道出了人类对自然现象和本草功效的探索与思考,也点明了自然祭祀是人类与自然逐步深入的对话,自然祭祀并不是一味地敬畏与拜祭,还有对自然的观察、探索与思考。

第二节　柽柳祈雨盼恩泽

雨,甲骨文写作"⻗",其在"水帘"之上加一横代表"上天"的指事符号,其造字本意为天空降水。人们对于日、月、雷、火的崇拜和祭祀活动早在原始社会时期即已有之,而对于雨的崇拜及雨神祭祀活动则出现得较晚,这或许是因为人们对雨水的关注,更多的是与农业、畜牧业联系在了一起。在灌溉水利尚未大兴的时代,雨水是最重要的农业用水来源。

殷商时期的甲骨文中关于祭雨的记载非常多。如商汤即位初年,遇上连年旱灾,商汤以身殉祭为百姓请命,终于感动天地,中原大地方圆数百里下起了大雨。这个故事流传深远,影响力巨大。后来,人们在天旱时,专门举行一种焚烧人的祭祀,叫作"烄〔jiǎo〕",祈求雨神降雨,反映出降雨对于当时人类社会的重要性。即便科学技术发展到今天,是否降雨及降雨量仍对人们的衣食住行有着重要影响。

雨水对进入农耕时代的人类如此重要,作为精神寄托与慰藉的雨神也就在人们心中诞生了。在很早以前，北方民族就把"龙"和降雨等现象联系起来。《山海经·大荒东经》记载："旱而为应龙之状，乃得大雨。"直至现今，我们仍能在部分地区见到龙王庙。西汉初年，整个社会崇尚道家黄老之学，人们心中的雨神一度被一位叫作赤松子的真人"接任"，传言其能入火自焚，随风雨而上下，既是教神农祛病延年的老师，又是神农时期的雨师。赤松子入火自焚而不受伤的神奇本领许是与商汤焚己祈雨的传说有一定关联，人们缅怀于此，后期又创造出赤松子这一形象。

至唐宋时期，佛教对我国社会产生了巨大影响，此时佛家的观音又成为新一任的雨师，而她降雨的工具便是水中的净瓶。十分有意义的是在净瓶中还插着一条柳枝，这柳枝就是中药柽柳，又称"雨师""三春柳""红柳""观音柳"。

❶ 柽柳起气应天雨

在古人的笔下，柽柳具有感应天时的独特习性。柽柳在降雨前"望之必有郁蒸之气"，似有热气勃勃上升，如同罗愿在《尔雅翼》所写："天之将雨，柽先起气以应之。"由此，人们便将降雨和柽柳联系在了一起。李时珍认为"观音用此洒水"，因此又将其称为"观音柳"。这一独特的景观使柽柳成为古人心中司雨"雨神"的化身，故而柽柳又名"雨师""观音柳"。

从药性角度来讲，柽柳味辛，性平。辛者，主向上升发，与时节春之性相对应，具有发表透疹的功效。柽柳"起气以应"的特性，赋予了其向上升发、向外宣散的药性功用，可以治疗麻疹初起，疹出不畅，或表邪内束，疹毒内陷。

❷ 旱涝不惧西河柳

与降雨相关的灾害除了旱灾，亦有洪涝，所以雨神所司的职责不仅仅包括降雨，也包括止雨。旱时求下雨，涝时求止雨，故祈雨的目的又可分为祈雨与止雨，而两者的崇拜和祭祀的对象都是雨神。

柽柳一物，又名"河柳""西河柳"，此二名均因其生长环境而得。"河"点明柽柳喜生沙地水旁的习性；"西"字据考证为黄河以西之意，是指其古时多分布于西部地区，但在我国江苏、山东、安徽地区亦可见其身影，说明其生长在沙漠地带而不惧旱，又生长在雨水丰沛之地而不怕涝。柽柳生于河边沙地，不怕干旱亦不惧水涝，如同掌管降雨、止雨的雨神。这样的生长环境也赋予了柽柳祛风除湿的功效，用于人体的水湿内盛的相关病证，尤其擅长治疗风湿所致的关节痹痛。此外，柽柳又能通利小便，可使水湿之邪从小便而出。

❸ 木之圣者显生机

"柽柳"之"柽"，拆字而析，意为"木之圣者"。李时珍在《本草纲目·木部》对《尔雅翼》中的内容做了如下解释："天之降雨，柽先知之，起气以应，又负霜雪不凋，乃木之圣者也。故字从圣。"这表明柽柳除了有预示降雨的敏锐感应力外，同时还具备耐得霜雪的强大适应力，被誉为木中圣者，故名"柽"。此外，柽柳有强壮的直根系，这使它不惧荒漠大风，即使是在飞沙走石的戈壁荒地也可见到其身影。

柽柳还有"三春柳"的别名。《本草衍义》记载："又谓之三春柳，以其一年三秀也。"柽柳在一年春、夏、秋三季有三次开花的生长特点，花期长久，花序繁甚，宋人张明中曾因此作诗歌咏其花开日久："百花耐久说柽桐，选甚薰风秋雨中。谁道花无红十日，此花日日醉潮红。"如此顽强蓬勃的生命力赋予了柽柳的树脂——柽乳，具有止血生肌的功效，可用于治疗金疮外伤出血。

自然界的一切现象对于人类的影响都是双面的：雨水不足，则土地干旱，作物不生，牧草荒芜；雨量过多，则洪涝来至，汹涌无情，人畜无居，甚至丧命。人体也如自然一般，津液不足，则肌肤枯槁、口干口渴，甚至影响脏腑功能，出现干咳、便秘等病证；水湿过多，则肢体水肿、关节沉重酸楚。人类对雨神的祭拜，其实是祈求与自然的对话，探讨的主题是平衡和谐。人类自身健康的奥秘也在于平衡和谐，人体物质功能良好，则气、血、津液平衡；物质功能失衡，则水湿内生，气血不和。所以在养生的过程中，不可过度追求一些大补之物，平衡方是养生祛病的总则。

第三节　硫黄原是火中精

火，甲骨文写作""，像地面上的三股腾腾热焰，其造字本意为物体燃烧时产生的光焰。后人将三峰的焰形简化成"人"形的一峰形状，将表示闪烁星光的两点指事符号写成撇和捺，以此来更好地区分"火"的字形与"山"的字形。虽说"火"字中间的"人"是为了更好地区分字形而被简化，但也可以解读成火与人，或者说是火与人类文明息息相关。

在我国，距今六七十万年的北京猿人就已经学会了利用自然火来烧烤食物、照明取暖和防御野兽，并能够长期保留火种。这极大地改变了他们的生活：食物变得卫生，美味并易于吸收，居室变得温暖干燥，黑夜中也有了光明与保护。新石器时代，先民们又开始磨制大量的石器、骨器。器具的磨制过程中必然会产生火花，于是山顶洞人们学会了人工取火。人们再也不用因为找不到火种而发愁，而对于钻木取火发明者的尊敬、感激之情油然而生。因此，火的发明与应用是人类进化史上一个革命性的飞跃。人们把那位了不起的发明家称为"燧人氏"，并服从他的领导，他也是人们心中第一任火神。

至今我国各地都还有火崇拜或者以火祭祀的风俗，如跨火盆、火把节、点长明灯等。在中药中，亦有一味药物，其来源、别名、功效均与火这一元素息息相关，古人将其称为"火中精"，这味药便是——硫黄。

❶ 水火之中孕硫黄

硫黄是自然元素类矿物硫族自然硫，采挖后，加热熔化，除去杂质；或用含硫矿物经加工制得。在化工合成开启之前，人们只能从自然界获取硫黄。人们发现"产硫之处，必有温泉作硫黄气"，即只有拥有温泉、地热，熔岩的火山地热区才出产硫黄。《本草述钩元·卤石部》记载："夫水火二气相反，而乃以相合。硫黄为至阳之精，实乃阴中之阳……为水中之阳。"水属阴，火属阳，硫黄经水火淬炼而生，为水中之阳。故其入肾经，性温热，具有补肾阳的功效，可治疗肾阳不足所致的腰膝冷痛、腹泻肠鸣。

火除了具有温热、温煦之能以外，炎炎上升的火焰还象征着生生不息的生命力。如我国崇尚火文化的彝族，家中的火塘是每一户彝族家庭生活的中心，他们认为火塘里火的熄、燃与人的命运休戚相关。火塘里的火长年不能让它熄灭，称之为"万年火"。人体的肾阳亦是一身阳气之根本，称之为真阳、元阳。若阳气衰败，则会出现冷汗淋漓、脉微欲绝的亡阳之征。硫黄作为火中精，其在温肾阳的同时，还可壮命门之火。《本草衍义》记载："石硫黄，今人用治下元虚冷，元气将绝，久患寒泄，脾胃虚弱，垂命欲尽，服之无不效。"

中医学认为，肾其华在发，在体合骨。肾精需要通过肾阳的蒸腾作用，上荣毛发，周荣全身骨骼，若肾阳不足，则筋骨虚劳、毛发不生。硫黄可通过助肾阳而发挥坚筋骨、荣毛发的作用。如《本草崇原·本经中品》记载："禀土石之精，故坚筋骨。阳气长则毛发生，故主头秃。"因此，作为火中之精的硫黄，秉承纯阳之性，是治疗肾阳不足、命门火衰的要药。

❷ 硫走不守擅通利

硫黄之"硫"又通"流"。其名由来与来源、药性功效均有关系。前文提及硫黄多产于温泉水流处或岩浆流动的火山地热区，其色黄，故称硫黄。所以李时珍在《本草纲目·石部》中记载："禀纯阳火石之精气而结成，质性通流。"《本草从新·金石部》亦载："热药多秘，唯硫黄暖而能通。"硫黄性热而势擅通流，又入大肠经，具有补火助阳通便的功效，可以治疗阳虚便秘。因而，硫黄与药性苦寒擅治热结便秘的大黄，同享有"将军"之名。如《本草备要·金石水土部》所载："硫黄阳精极热，与大黄极寒，并号将军。"

硫黄之通利还体现在治疗阳虚寒凝、气滞血瘀、津液潴留的病证。气血津液的流动需要阳气的温化、推动，若阳气不足，阴寒内生，则气血不畅、津液运行障碍，进而出血瘀滞、水肿。硫黄性质纯阳，走而不守，能温阳散寒，温化气血、津液，进而能治疗气滞血瘀、津液壅滞的病证。

❸ 炎火燔燔驱恶邪

火让原始先民们摆脱了茹毛饮血的生活，食用高温加工过的食物而大大降低了由寄生虫、消化道细菌感染所致的疾病发生率。于是，人们意识到火具有祛邪、洁净之能。在没有紫外线、化学试剂消毒的古代，人们会用火来消毒器具。之后，火的祛邪洁净功能上升到了精神层面，民间的婚丧习俗至今还有类似跨火盆、燃火把的仪式，以此来驱赶所谓的晦气或不洁之气。

硫黄作为本草中的"火之精"，也被赋予了清洁、祛邪的作用。硫黄性温，有毒，正所谓"以毒攻毒"，硫黄的毒性也赋予了其解毒杀虫疗疮的功效。《名医别录》记载："恶疮，下部𧏾[①][nì]疮。止血，杀疥虫。"硫黄适量外用，研末油调涂敷患处，可治疗疥癣、秃疮、阴疽恶疮等皮肤病。

曾经一场蔓延的山火摧毁了人兽栖息的家园，但也给原始先民们带来

---

① 𧏾，指小虫。

了气香味美的熟食，让人们远离了黑暗与寒冷，由此，开启了人类文明的新篇章。人们敬畏、感恩于此，故而各地文明中均有火神祭祀，或以火祭祀的习俗。硫黄一物，其性有毒，用之不佳，则毁人健康；善加利用，又成了一味温补助阳、解毒杀虫的良药。人类对于自然的崇拜，往往存在着畏惧与感恩的双重情绪，而人类应用药物所产生的效果也是双面的。对于药物的种植、采收、炮制到应用，中医药人当始终具备如履薄冰的小心谨慎和以人为本的大胆创新。

第四节　月中寒蟾生不息

月，甲骨文"☽"表示半圆形天体发光的特性。古人发现月亮有圆缺变化，月满时短，月缺时长，遂以残缺的圆形即半圆代表月亮。造字时代的古人误以为夜空中看到的、周期性地呈现圆缺的天体是发光体，但月亮出现在夜晚、光线缺乏热量，故古人将月亮称为"太阴"，与出现在白天、光线充满热量的"太阳"相对。

对于原始先民们而言，在充满神秘感的黑夜中，月光为他们带来了光明，驱散了恐惧。人们感念于此，出现了月亮崇拜，并加以祭祀膜拜。大概从周代开始，人们专门在秋天拜月神。之后，人们又将秋季农历八月十五定为中秋，专以祭拜月神。

月亮周期性的盈亏又令人们疑惑不解，认为月亮盈亏不死、生生不息，是再生、重生的象征。于是各种各样的神奇动人故事便流传了起来，如羲和沐月、嫦娥奔月、吴刚伐桂、玉兔捣药等。传说中，还有一只蟾蜍盘踞于月宫中，故而月亮还有"蟾宫"这一别名。人们为何会崇拜祭祀蟾蜍？蟾蜍为何能与洁白莹美的月亮有联系？蟾蜍入药又有何用？这些均与蟾蜍的习性紧密相关。

❶ 死生盈亏各有度

月中有蟾蜍一说，来源于嫦娥奔月的传说。早期的传说，世人鄙视嫦娥窃药独自偷生的行为，于是嫦娥就由一位令人倾慕的美貌女子而变成了一只令人厌恶的癞蛤蟆。蟾蜍与月亮似乎就通过这样一个简单的故事被联系在了一起。

但细究其因则会发现，两者的联系不止局限在传说中。蟾蜍在冬季常常多集群在水底泥沙内或陆地潮湿土壤下越冬，停止进食，到翌年气温回升时才会结束冬眠。蟾蜍冬"死"春"生"的习性正与月相盈亏现象一样。在古人眼中，嫦娥偷食不死药、蟾蜍死而后生、月亮盈满亏缺，都暗含了"出生－死亡－再生"生生不息的生死循环。古人也曾一度认为蟾蜍食用具有大补的功效，但如加工处理不当，则有较强毒性，故在后代诸多典籍中均会强调蟾蜍的毒性，其大补之功也就不再提及。

不过，蟾蜍的耳后腺和皮肤腺的白色浆液分泌物干燥后入药，名蟾酥，具有显著的解毒止痛、开窍醒神之功，可用于中暑神昏、癌性疼痛及外用止痛等，确有令人"死而后生"的功用。

❷ 大腹便便孕子嗣

先民们很早便观察到月亮的盈亏是有规律性、周期性的，而月亮在一个月的周期变化与女性的信水周期相同，于是人们把女性生理期与月亮联系在了一起，将女性生理期称为"月水""月信""月经"。同时，月亮的盈亏圆缺变化，又让先民们联想到了女性怀胎后日渐膨胀，分娩后重新平复的肚子。由此，月亮便与女性联系在了一起，在世界各民族的传说故事中，月神也常以女性形象呈现在世人心中。

蟾蜍不仅自身有着强大的"再生"能力，且因其腹大如孕而多子，于是其也被人们赋予了生殖丰沛的意象。由此，蟾蜍的大腹与月亮的圆润均成为女性生殖力量的象征。因此先民们既崇拜月亮，也崇拜蟾蜍，这也是月中蟾蜍的来历之一。蟾蜍及其相关制剂，目前极少专用于妇科，因其具有毒性，对于孕产妇而言，也当慎用、禁用。不过，在《本草蒙筌·虫鱼部卷之十一》曾载："疳瘦能调，虚损亦补。尤宜产妇。"这许是与蟾蜍的品种有关。

❸ 肤多癞疣却可愈

蟾蜍是月神的实物化具象物，它蕴藏着再生不死的生命力和原始丰沛的生殖意象，这些更多被先民们作为原始信仰和精神依托。蟾蜍入药之用，则另有说法。李时珍在《本草纲目·虫部》中认为："（蟾蜍）土之精也，上应月魄而性灵异，穴土食虫，又伏山精，制蜈蚣。"蟾蜍居于潮湿的土穴之中，应月魄而生，其药性灵验，食虫又能解蜈蚣之毒，其"皮上又多痱磊"。故而蟾蜍入药主要是起到"以毒攻毒"之用，是治疗皮肤痈疽、毒虫咬伤的要药，正如李时珍所言之"疳病痈疽诸疮要药"。

将蟾蜍和月亮作为祭祀对象，实乃古人希望长生、再生、生生不息的精神寄托。古人原始朴素的援物类比思想，对于药物的认识具有一定帮助，但也会导致部分认知上的误区，如蟾蜍在古人看来大补益寿，尤利产妇，后人则发现蟾蜍有毒，孕产妇不宜使用。因此，我们对于传统祭祀文化的看法，也应当在继承、发扬的同时，保有质疑、矫正的理性态度。

自然祭祀中的本草诸药，展现了先人对自然的细致观察和勇于探索，一如当年试百草的神农；在完成观察和探索后，人们又开启了与自然的深入对话，探讨人与自然的平衡和谐：自然风雨旱涝的平衡、人体气血津液的平衡、本草药性与毒性的平衡……探讨过后则是人类自身的反思，无论是传统的祭祀活动，抑或是古人对于中药的研究方法和结果，其中有利于人类健康发展的事物应当继承发扬，而其中愚昧落后或是存在认识误区的部分，则应剔除或矫正。

第三章　先祖祭祀

随着人类文明的不断发展，人们所敬畏崇拜的祭祀对象从天地之"神"扩展到了人类自身。他们首先将祭祀的对象转移到与自身有血缘关系的先祖之上，也就是祖先崇拜。人们建造宗族祠堂，在先人的诞辰或忌日，献上其生前喜食之物，焚香烧纸俯身叩拜，同时回顾往昔相处时光，告知家族现今之事，以告慰亡者在天之灵。此时，人们是在用死生参半的态度对待受祭者。孔子在《礼记·檀弓上》中记载："之死而致死之，不仁而不可为也。"面对亡故之人，若把他或她视作死者，完全用对待死物的办法处理之，毫无爱亲之心，这是不仁且不可取的。因此，要事死如事生。人们通过这样的祭祀活动与典礼，寄托自己的哀思之情，慰藉因失去亲人而伤感的心灵。如果说自然祭祀的目的重在祈福避祸，那么祖先祭祀则又增添了缅怀悼念之情。

之后，从口口相传的故事和文笔记载的史册中，一些有功于民的先贤先烈被越来越多的人所熟知，如黄帝一统华夏、子推割肉救主、屈原以身殉国等。于是不同血缘关系的人们聚集在一起，开始祭奠那些为全民族做出贡献的先贤先烈们，此时祖先祭祀突破了宗法血缘的限制，具有了一般的人类文明创造的意义。凡是有利于人们生存和发展的人或物，凡是有利于文明的保持和发展的人或物，都可列入祭祀对象。这些祭祀对象的认定，主要体现的是人文精神的意义，而不是神灵的作用。这些受祭的亡灵将不同血缘宗族的后人们团结在了一起，通过祭祀活动，共食一桌餐，共饮一杯酒，共享先贤先烈们留下的物质和精神财富，共育诚信忠敬意识。

人类社会不断前进，出现了士、农、工、商等行业，并不断细化分型，各行各业中有才之人辈出不穷，如孔子作为我国历史上第一位教师诞生于春秋乱世之中，精通儒释道三家的药王孙思邈行医于初唐盛世，布业的始祖黄道婆织棉纺布于元代等。这些行业鼻祖逐渐地变成了各行各业人们心中的"祖师爷"，成为入行执业、开业开市时的祭拜对象。其祭拜目的不仅在于祈获高超的技能理法、护佑自己的职业生涯顺利，更需要虔诚地立下从业誓言，规范从业者自身的职业道德，达到道德教化的目的。

这些先祖们还与不少本草药物有着密切关联，诸如黄帝"种五谷"、孔子"不撤姜食"、屈原托梦于后人所说的"蛟龙畏楝"等，细究一番，这些药物不仅单纯地出现在传闻典故中，亦可代表先贤们的诸多思想和品格。

第一节　秫米土德尊黄帝

黄帝为华夏民族的祖先，其人善思勇猛，知人善用，在涿鹿之战中打败蚩尤，扩张势力，又在阪泉一战中大败炎帝，一统华夏，成为各部落联盟的首领。传闻黄帝兴农桑、制衣冠、建舟车、创医学，因其功劳甚大，随着时间的推移，被传颂成神人合一的中华民族祖先形象，被尊为中华民族的人文始祖。

据《大戴礼记·五帝德》载孔子弟子曾问孔子："昔者予闻诸荣伊令，黄帝三百年，请问黄帝何人也？抑非人也？何以至三百年乎？"孔子评价黄帝："生而民得其利百年，死而民畏其神百年，亡而民用其教百年。"黄帝时期，人们因为他的发明和仁政而获益良多，其死后人们仍旧敬畏缅怀他生前所展现的神通，并用他留下来的治国理念和精神品格来教育后代，所以黄帝的影响可以横跨时空三百年。如今距离孔子故去也近两千五百多年，但位于陕西省中部黄陵县的黄帝陵，千百年来依然香火不断，祭祀不辍。百年前，同盟会曾专程派员祭扫黄帝陵，并在陵前明志以期推翻清朝政权；抗战爆发前夕，为驱除外敌，国共亦于黄帝陵前共同祭祀；香港、澳门回归后，回归纪念碑立于轩辕庙内；2006年，黄帝陵祭典被列入中国第一批非物质文化遗产名录，每年的祭典受到海内外华夏儿女的共同关注。延绵至今的公祭黄帝行为，其意义不仅在于隆重追远缅怀先祖，更是在于发奋图强告慰先灵。

作为种五谷、创医学的行业先祖，黄帝与古代农业和医学也密切关系。成书于秦汉时期的医学巨著《黄帝内经》即托名黄帝而著，其多为中医基础理论之论述，载方仅13首，半夏秫米汤即为其一。其中，秫米为五谷，产于黄河流域，其色黄、黏糯，叮补中焦脾胃、安心神，与黄帝同合于中央土德之性。

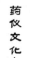
❶ 江山社稷尚土德

《史记·五帝本纪》记载："轩辕乃修德振兵，治五气，艺五种，抚万民，度四方。"轩辕黄帝的功绩之一是"艺五种"。"五种"指"黍、稷、菽、麦、稻"五谷。其中，"稷"为五谷之长，其来源主要是粟米和高粱。秫米作为中药名，主要来源为禾本科植物粱或粟的种子之黏者。如此考证一番，可见秫米即为"稷之黏者"。

秫米作为传闻中黄帝所种"五谷"之一，无论在农业、医学，抑或是在祭祀文化中都占有重要地位。秫米黏腻，煮之作粥食，质稠味美可充饥养人，酿之以酒饮，味香气浓可宜人；入药则性味平和，可充养中焦脾胃，具有和养脾胃、解毒之功；其色黄，又养人体脾胃土脏，有五行中"土"之盛纳、生化的特性。因此，古人将"稷"视为五谷之长，也是谷神的代名词，与代表土神的"社"，合之则为"社稷"，两者均是古代公祭的主要祭祀对象，之后用以借指国家。由此可见，自黄帝开创华夏文明以来，华夏文明始终以农立国，重视农业，将农业作为治国之本。于人体而言，脾胃属于土，有"仓廪之官""气血生化之源"之称，亦是人体后天调养之本。

秫米为五谷之长，其色黄质黏，可调脾胃养土脏，气血得以生化；黄帝乃五帝之首，其种五谷，抚万民，重社稷，统华夏，华夏文明得以开创，两者可谓均有"土德之瑞"。

❷ 廪实和中安心神

《史记·货殖列传》云："仓廪实而知礼节，衣食足而知荣辱。"于江山社稷而言，只有粮仓充实、饥荒不再，百姓方能知道礼节，衣食饱暖后方人们会懂得荣辱；而君王节约有度，六亲就会紧紧依附，方能顺乎民心，这是治国之要。因此，黄帝种五谷、节用度、抚万民、得人心，方铸就了统一江山社稷的基础。

于国家而言，粮仓充足是安稳民心、护卫江山的物质基础。于人体而言，脾胃为人体仓廪，脾胃功能运作良好，方能安定心神，这也正是"半夏秫米汤"的组方特点。《黄帝内经》记载半夏秫米汤治疗目不瞑，方中仅半夏、秫米两味药物。夏至阴入于阳，此时半夏生，故具有引阳入阴的功效，可用于治疗阳不入阴之不寐。《素问·逆调论》引《下经》言："胃不和则卧不安。"秫米健脾和胃，则中焦安泰，精神自治，故可与半夏合用治疗不寐之证。可见，半夏秫米汤中的药论医道竟与先贤们所言所行的治国之道如出一辙。

❸ 驱达外邪保安康

我国现代著名历史学家、思想家钱穆先生在其所撰写的《黄帝》一书中写道："捍御外侮，平定祸乱，要靠武功。稳定基础，凝固国家，要靠文治。两者缺一不可。"除文治外，黄帝在军事方面的功绩亦被后世称颂：

涿鹿之战大败蚩尤，阪泉之战又战炎帝神农氏，最终一统华夏，这对开启中华文明史、实现中华民族第一次大统一有重要意义。

黄帝文功武治，定祸乱，固国家；秫米补泻同体，补心脾，除风湿，解疮毒，皆是文武双全。秫米一物，其"文治"体现在和胃安神之功，而其"武治"则显现于祛风除湿、解毒敛疮之能，可用于治疗疟疾寒热、筋骨挛急、泄泻痢疾，还可外用治疗漆疮。

陕西省黄陵县的桥山山麓之上，黄帝陵祭祀大殿巍然耸立。五千年前，黄帝，或者说是黄帝时期的先贤们，共裕土德，种植五谷，创岐黄之术，视脾胃为人体之本，将社稷作为国之本。五千年后的今天，我们依然在"得其利、畏其神、用其教"。华夏儿女们依旧以五谷为养，以本草愈病，而托名于黄帝所著的《黄帝内经》道明了诸多岐黄之术，也暗寓了不少治国之道。

第二节　不撤姜食孔圣人

孔子，我国古代著名思想家、教育家，儒家学派创始人，被后世统治者尊为孔圣人、至圣。其以仁义为核心的治世思想、中正平和的处世之道和因材施教的育人观都深刻地影响着千秋万代的中华儿女。目前遍布于世界多国，以传播弘扬中国传统文化的机构正是以"孔子"之名命名——孔子学院。可见，孔子对中国历史、世界文明的影响是深远而广大的。

孔子卒后第二年，鲁哀公将孔子故宅辟为寿堂祭祀孔子。之后汉高祖刘邦过鲁，以"太牢"祭祀孔子，开历代帝王祭孔之先河。此后，祭孔大典历经两千多年却从未间断，祭孔大典在古代被称作"国之大典"，成为世界祭祀史、人类文化史上的一个奇迹。至今，全国多地还建有孔庙，以纪念和祭祀孔子，祭孔大典每年在山东省曲阜举行，并被列入第一批国家级非物质文化遗产名录。

孔子尚仁义，中医行仁术，孔子的诸多思想也渗入中医药理论中。如孔子认为"中庸之为德也，其至矣乎"（《论语·雍也》），强调中正平和；中医学讲究健康人应当"阴平阳秘"，在用猛药需注意"中病即止"，以防过损。又如孔子在育人时提出因材施教；中医则讲究知药理、辨证候。但若要问孔子最欣赏哪一味中药？哪一味本草的内涵最能体现出孔子的多个思想？翻找《论语》一书，《乡党》中的那句"不撤姜食"，大概就是最佳答案了。

孔子为何对姜"情有独钟"？作为一味寻常的药食两用品的姜，又能蕴含哪些思想呢？这还要从姜的功效、使用注意及炮制等方面——道来。

❶ 不撤姜食通神明

姜，味辛美，是古人用以和味、去腥的好食材。《证类本草》记载："今人啖诸辛辣物，唯此最常。"在古代，喜食辛辣的人最常吃的可能就是姜了。上至圣人，下至平民百姓，均喜食之。其中缘由，除了与其辛辣爽口的口感有关，更与其可"通神明"的功用紧密相连。

《说文解字·草部》云："姜，御湿之菜也。"姜味辛性温散，是祛湿气的良药。再进一步细究"姜"字的由来，便可发现姜可以疆御抵挡的邪气可不止湿邪一种。王安石在《字说》中云："姜能强御百邪，故谓之姜。"姜在古代繁体字写作"薑"，其造字的本意为田块与生俱来就有的分界，后衍生出"边界、防御"之意。故而王安石说姜可以强御诸多邪气，祛邪辟恶，固护人体正气。其性温而行阳发散，可发散风寒，治疗风寒所致的恶寒头痛、咳吐清痰；其性温入胃，可治饮食寒凉所致的脘腹冷痛、恶心呕吐，乃呕家圣药；其性辛辣温燥，解毒辟秽，可解药毒及鱼蟹等食物中毒，尤擅解生半夏之毒。李时珍在《本草纲目·菜部》中还记载了口含生姜预防山岚瘴气的功用："凡早行山行，宜含一块，不犯雾露清湿之气，及山岚不正之邪。"《神农本草经》更言："久服去臭气，通神明。""神明"是指人的修炼到了很高的程度，达到内外如一的境界。姜因其强御百邪的功效，扫除体内诸多恶秽，可以使人的内外神气交通，增强精神状态，故其"通神明"的功用也被后世医家认可，载于诸多本草文献中。

孔子出生布衣，内外兼修，神明通达，被后世之人奉为"圣人""至圣"；姜作为随处可获的药食材，在《本草求真》中被评价为："皆能以正神明而辟秽恶，真药中之神圣也。"两者神明相通，均可为圣。

❷ 中庸节制不多食

在清代《王氏医案绎注》中记载了这样一个案例：有位名叫吴永言的人阅读《论语》时看到"不撤姜食"之文，于是效仿此说每日服用，七年后出现大溢血，用寒凉的药物治疗后，仍时不时会出现上火的症状，治疗三年仍未痊愈，即使在冬天都"身不衣绵，头面之汗蓬蓬也"。这位患者在阅读文章时，只阅前言，不览后句，孔子"不撤姜食"之文的后面还有半句话"不多食"，完整的一句话应是"不撤姜食，不多食"。

姜味辛美，然其性温，多服、久服则助阳化热，可出现火热症状，损耗人体正气。《本草便读·菜部》言其："辛散过盛，多食耗气血，助火邪，不可不慎。"李时珍通过临床观察则发现：食姜久，积热患目，珍屡试有准。凡病痔人多食兼酒，立发甚速。痈疮人多食，则生恶肉。患有火热目疾、痔疮及皮肤痈疮之人过量食姜，可导致疾病产生或加重。

任何好物均不可过食，过食则反受其害。孔子作为一位思想家、教育家，虽不以精于医道闻名，但其中正平和的治国处事思想却与追求阴阳平和的医道相通，虽喜食生姜，但特地在"不撤姜食"之后又补充了"不多食"，以免后人过度的不当效仿。无论是处事、食膳，抑或是用药，均应将"无过""适度"牢记心中。

❸ 病需辨证教因材

冯友兰先生将孔子评价为"第一位教师"，作为我国最为知名的古代教育家，孔子"因材施教"的教育思想一直被后人称颂。在《论语·先进》中，孔子一边鼓励安于现状的冉由在听懂道理后应尽快去实践，另一边却又劝告勇敢但冒进的子路要考虑父兄家人，处事小心谨慎，不可听了理论就立刻去实践。由此可见，孔子是一位知人而善教的老师，他熟悉自己的每一个学生，知悉他们的优缺点，并能根据学生的不同情况，以不同的目的态度，开展不同方式的教育。

这也正是一位良医所需要具备的能力与品德，且拿本草之姜来举例：姜之入药，有生姜、干姜、炮姜及姜炭之分。生姜以新鲜根茎入药，干姜的入药来源则为干燥根茎，炮姜和姜炭则分别是姜经过砂烫和炒炭形成的炮制品。四者均来源于姜，亦皆为辛温之品，但功效却是各有所长。生姜辛温之性弱于干姜，但却具有升发之性，具有散寒发汗解表的功效，可用治疗风寒表证，且具有良好的止呕功效，被称为"呕家圣药"；干姜辛温之力较强，但升散之力不强，可温里回阳，擅长治疗里寒证；炮姜和姜炭在温中的同时，升散之力尽失，取而代之具备了止血、止泻的作用，是治疗虚寒性出血、泄泻的专药。医家用姜，需先知其性之异同，辨病之表里缓急，辨证施治，方可发挥姜的各种良效。

圣人的一句"不撤姜食"曾让一些后人不经思考地草率效仿，致使病邪缠身。究其原因，皆因断章取义、臆断妄论所致。今人闻某物为好物，不悉药性，不经辨证，便随意滥用，竟是与那位吴姓病患一般，草率地对待前贤圣人的智慧成果了。众人祭祀先贤的目的，其核心便是表达敬重与感恩，祭祀大典上的礼乐歌舞、颂文雅辞仅为祭祀的一种形式，若是后人能用心思考先贤圣言，将其发扬光大，方是对先圣最大的敬重。

第三节　苦楝驱蛟祭屈原

屈原，战国时期楚国人，政治家、文学家，是中国文学史上最早的伟大诗人。汉代史学家司马迁在《史记·屈原贾生列传》中描述："博闻强志，明于治乱，娴于辞令。"但因为两代楚王皆宠任奸佞，听信谗言，疏远屈原并致其流放。在流放生活中，屈原写下了《离骚》等杰出诗篇，抒发了自己的爱国情感。此后，楚国国势日益衰微，终被秦国所灭，屈原在极端悲愤和绝望中，写下《哀郢》《怀沙》两首诗后，相传在农历五月五日这一天，自沉于湘水附近的汨罗江。百姓闻之皆蜂拥而来寻找屈原，可是一直未有所获，于是人们在江上划着龙舟，敲锣打鼓，并以粽叶包裹米饭，投入水中喂食鱼虾，以免屈原的身体受其侵害。从此，原本针对五毒俱出的"恶月"，以"避疫"为主题的端午节，又被加入了祭奠屈原的内容，演化出了赛龙舟、包粽子等祭奠屈原的祭祀活动。

关于端午投粽于江中的目的还另有一说。《尔雅翼》记载："汉建武中，长沙有人见人自称三闾大夫。谓之曰：所祭甚善，长苦为蛟龙所窃。蛟龙畏楝叶五色丝，自今见祭，宜以五色丝含楝叶缚之。"在这一侧闻中，这粽子不是投给鱼虾吃的，而是百姓们给屈原的，但水中常有蛟龙来抢夺，致使屈原竟无所得，于是人们想到了用蛟龙畏惧的苦楝叶包裹食物投入江中。之后原本直接被投入江中的食物都被人们用苦楝叶重重包裹上，最初的粽子由此诞生。

苦楝花开时芬芳满庭，果实如弹丸状成橙金色又名"金铃子"，是一味清肝、理气、驱虫的良药，其树皮入药名苦楝皮，亦具有杀虫、疗癣的作用。细究其药用功效，倒也与"蛟龙畏楝"之说有密切关联，而苦寒清利的苦楝树与一世清高、令人可敬可怜的爱国诗人屈原竟也有着相似的

药仪文化——中药与文化的交融

品质。

❶ 性有小毒驱恶蛟

我国自古在民间就有"蛟龙畏楝"的说法，宋代《本草蒙筌·木部》又补充："（苦楝）蛟龙极畏，堤岸多栽。"人们为何会认为兴风作浪的蛟龙会畏惧苦楝？这一传闻的起源已不可考，但必定与苦楝杀虫的功效有密切关系。

苦楝以果实入药，古称楝实，今人往往以川楝子称之。其入药历史悠久，在《神农本草经》中因其有小毒，不可多服、久服，故位列下品。《新修本草》注云："有毒，服之多使人吐不能止，时有至死者。"但正是苦楝的毒性，使得其叶、其果、其树皮根皮，均具有"以毒攻毒"的特性，有杀虫的功效，故常用于治疗蛔虫腹痛及虫癣肤疮。

《本草经集注》记载："世人五月五日皆取花叶佩之，云辟恶。其根以苦酒磨涂疥，甚良。煮汁作糜，食之去蛔虫。"在民间亦有"秋来扫楝叶，收好布仓廪；新谷变陈谷，虫鼠不沾边"的名谚，可见，苦楝不仅能驱杀人体寄生虫，还能驱除谷仓中的虫鼠。难怪，在"五月五，五毒出"的端午节，先人们不仅仅用楝叶裹粽祭祀屈原，还要佩之于身上，或沐浴兰汤，以辟除恶邪。

苦楝有毒，故世间毒虫、腹中蛔虫、肤上疥虫均畏之，所以诸多本草典籍记载，苦楝入药，可驱虫杀虫，顾护人体。古代传闻引之，则出现了"蛟龙恶楝，以楝叶包裹食物祭奠先人，顾护先灵"的说法。

❷ 苦寒清冷引凤来

人言"桃李不言，下自成蹊"，桃李不需要刻意招引，但因其甘甜可口的果实，人们会纷纷前来采摘，比喻为人只要品德高尚、诚实、正直，用不着自我宣传，就自然受到众人的尊重和敬仰。然而苦楝一物较之桃李而言，更多了一份不随波逐流的苦寒清冷。苦楝其名就直接点名了其果实味苦，不同于桃李，所以普通的人兽不会被其果实所吸引，然而世间自有品格高尚的人会欣赏苦楝满庭的花香和苦寒清利的果实，演化到传说中，象征着高贵、正义的瑞兽都喜食楝叶或楝果。高诱注《淮南子》时载："楝实，凤凰所食。"《荆楚岁时记》引《风俗通》言："獬豸食楝。"其中，凤凰和獬豸［xiè zhì］是中国古代神话传说中的神兽：凤凰为百鸟之王，古人认为时逢太平盛世，便有凤凰飞来，是"至高至上""天下太平"的象征；獬豸其额上长角，能辨曲直，识奸佞忠直，则是"正大光明""清平公正"的象征。

苦楝的苦寒清利或许无法让它在一众甘甜美味的果实中瞬间脱颖而出，但崇尚高洁的智者贤人认可其功效。其苦寒之性赋予了它清泻肝火的功用，花香满庭的香味又给予了其行气止痛之能，是治疗肝郁气滞化火所致的胸胁脘腹胀痛、疝气疼痛的要药。

苦楝果的苦寒清冷不与众果相同，屈原的高洁明志不与奸佞同流，众人以苦楝叶包裹食物祭奠屈原，许是与其驱赶蛟龙的传言有关，而众人在选择以楝叶为粽叶时大概也是考虑到了两者均有"众人皆醉我独醒，举世皆浊我独清"的相似品质吧！此外，苦楝音通"苦怜""可怜"，在一些文学作品中往往被赋予了悲怜之意，也显示出了民众对屈原这位贤臣的敬重与怜惜。

❸ 文以载德惠后人

苦楝之"苦"点明了其果味苦，而"楝"字的由来，罗愿在《尔雅翼》中解释："（楝）可以练（繁体字写作"練"），故谓楝。"练物是将原材料经过反复加工后改变品质，为人所用。原来苦楝树一身是宝，楝叶、楝实、根皮树皮均可入药，而楝树生长速度快，短短几年便可长成高大树木，李时珍在《本草纲目·木部》中言："楝长甚速，三五年即可作椽。"椽是屋顶上用于承受望板及瓦片重量的木条。可见，苦楝其功于人不仅是一味良药，也是用以建筑房屋、打造家具的好材料。

同样，作为楚国三闾大夫的屈原，他贵洁明智和浩然正气的人格精神成为后人榜样，同时他还遗留下了一篇篇绚丽的诗文，其主要作品有《离骚》《九歌》《九章》《天问》等，其创作出的新诗体及浪漫主义的创作手法对后世诗歌产生了深远影响。在诗歌中，屈原也善用"香草美人"的象征手法，这不仅继承并发挥了《诗经》的比兴手法，也为后世医家研究香草类本草药物提供了文字材料。

曾经一位有着惊世才学、浩然明智的香草诗人在万分绝望之下，心怀一颗赤诚的爱国之心，写下《哀郢》《怀沙》后，抱石自沉于汨罗江。后世之人为顾护其身、铭记其志，以同样气香高洁、清寒苦冽、有功于众生的苦楝叶包裹食物投入江中作为祭奠。诗人贵洁正直，不愿与奸佞通流，生前虽不得志向，身后却让整个华夏民族深深敬缅；苦楝寒苦清冷，不与桃李相争，却能助人驱虫毒、清肝火、助气行，还能练成它物为人所用。两者皆有功于民，值得世人称颂。

第四节 一方千金孙思邈

孙思邈，唐代著名医学家，著有《备急千金要方》《千金翼方》，擅言老庄，兼好佛典，隐居山林，行医民间，又好养生，年70余岁"容色甚少"，在101岁（另有一说为141岁）之际无疾而终。孙思邈认为世人皆"普同一等"，立志"普救含灵之苦"，在医技上"搏极医源，精勤不倦"，告诫医者诊治要"丝毫勿失"，不可"经略财务"，多次被上位者召见授以高官爵位，却又"固辞不受"。

孙思邈的一生，可谓将中国传统文化中"仁义为先""积德行善""健康长寿"等核心思想演绎得淋漓尽致。世人尊称其为真人、药王，并衍化出了许多典故传说，言其还具有医虎针龙之能，离世后孙思邈又成为道教中药王菩萨的原型。现今我国各地都有祠堂纪念。每年农历二月二在陕西耀州区药王故里还会开展规模宏大的药王孙思邈文化节纪念活动。

孙思邈在《备急千金要方》中载方论5700多首，其中一剂"千金苇茎汤"是治疗肺痈的良方，为历代医家所推崇，至今仍常用于治疗多种肺系病证，在2003抗击"非典型肺炎"时期，亦是发挥了其独特的疗效。该方药简效佳，药食共用，恰与孙思邈提倡的"以人为贵""普同一等"和重视"食治"等观点一一吻合。

❶ 一方德寓于千金

"千金"二字，孙氏释其意为"人命至重，有贵千金，一方济之，德逾于此"。孙思邈认为人的生命是至关重要的，比千金还贵，如有药方能救人性命，其价值比千金还要贵重，所以以"千金"二字为其著作命名。这与《易经》所言之"天地之大德曰生"及《素问·宝命全形论》中所说的"天覆地载，万物悉备，莫贵于人"等言语如出一辙。正是因为孙思邈对生命之贵重有着深刻的领悟，方才孕育出了他高尚的医德及高超的医技，由此也创造出了"有贵千金"的"苇茎汤"。

苇茎汤主治因痰热瘀毒壅结于肺所致之肺痈，其主要症状特点为高热不退，咳嗽痰多，吐腥臭浓痰，胸部作痛，咳则痛增，舌质红，苔黄腻，脉滑数，与西医学中的肺脓疡十分类似，极为凶险。东汉张仲景言："始萌可救，脓成则死。"孙思邈所创的苇茎汤具有清肺化痰、逐瘀排脓的功效，肺痈脓成或溃脓时均可用，肺热得清，痰脓可排，瘀浊行化，自可治愈险峻疾病，救人性命。后人为将孙氏的苇茎汤与后世重名的方剂作区别，按照其出处来源，称为"千金苇茎汤"，而此治病救人良方也的确是名副其实了。

❷ 普同一等无贵贱

千金苇茎汤虽被冠上了"千金"二字，效用显著，但其处方组成中却

药仪文化——中药与文化的交融

无贵重药材，仅苇茎（现用芦根）、薏苡仁、冬瓜子、桃仁四味寻常药材，但经过孙思邈巧妙的组方配伍，只要辨证准确，施之以治病，却能发挥巨大的疗效。

方中苇茎甘寒轻浮，清肺热，并能通利小便，使病邪从小便而走；冬瓜子清热化痰，利湿排脓，与苇茎配合涤痰排脓；薏苡仁甘淡微寒，上清肺热而排脓，下利肠胃而渗湿；桃仁活血逐瘀，润肠通便，有助于痰热瘀血毒素排出体外。方虽然只有四味药物，但结构严谨，药性平和，共具清热化痰、逐瘀排脓之效，并给邪有去路。可见，寻常药材到了良医手中自能化平凡为神奇。相反，名贵药材若是不经辨证，不讲配伍，施之于人，无甚疗效，甚或加重病势，害人性命。

因此，在孙思邈眼中药材是不分贵贱的，用药简验是其特点；同样，病人在他眼中亦无贵贱之分。孙思邈在《大医精诚》一文中，在论述医德时曾云："若有疾厄来求救者，不得问其贵贱贫富，长幼妍蚩，怨亲善友，华夷愚智，普同一等，皆如至亲之想。"医者治病，无关患者财富容貌、关系远近，都应视为一同，尽力救治。甚至对于兼好佛典、具有慈悲之心的孙思邈而言，生命是平等的，所以用药时还提倡"不以生命为药"。

正是因为孙思邈的世间人畜无贵贱、病家无贵贱、药亦无贵贱、天下普通一等的人格，使之在百姓心中称王称圣，成为后人口中的药王菩萨。

❸ 安身之本资于食

千金苇茎汤中的四味药物，除却冬瓜子一物，余下的芦根、薏苡仁、桃仁皆为药食两用品，这与孙思邈本人在治病和养生时，重视"食治"有关。他认为"人体平和，惟须好养，勿妄服药；药势偏有所助，令人脏气不平，易受外患。"又云："是故食能排邪而安脏腑，悦神爽志，以资血气，若能用食平瘥，释情遣疾者，可谓良工。"

孙思邈重视"食治"，但其对于食治和药治两者的优劣分析也有精妙的说明："安身之本，必资于食，救疾之速，必凭于药。"又云："不知食宜者，不足以存生也；不明药忌者，不能以除病也。"他明确指出养生需重视食疗，若是治病救疾则应该用药。孙思邈对于食疗和药治不同的效用有着客观理性的分析和理解，值得后人深究思考。

在各地的药王庙中，孙思邈的雕像常常以一位老者的形象出现，传闻中所救治的老虎成了他的胯下坐骑，他出则隐居山林求道采药，入则普同一等济世救人，身处尘世之中，怀大慈大悲之心，救济天下疾苦。庙中殿前，大众百姓焚香叩拜以求远离病邪、身体康健，而医家学者们在俯身祭拜时，又会求些什么呢？许是在对先贤表达敬仰的同时，还想求获一身高超医技，抑或是在名利浮世中再多求一份慈悲之心，以善其身。

李白曾经仰望夜月，感慨："今人不见古时月，今月曾经照古人。古人今人若流水，共看明月皆如此。"古今之人共赏过一轮圆月，这便是沟通的媒介。代代相传的故事、隆重庄严的祭祀典礼、至今在用的本草汤方，这些都是古今沟通的媒介。先祖的发明和品格通过这些媒介惠及后人，而后人也定当慎终追远、发奋图强，以告慰先祖之灵。

药仪文化——中药与文化的交融

第四章　节令祭祀

中国的传统节日源远流长、绚丽多姿。细究这些传统节日的源起，不难发现它们大多与古代的祭祀仪式有关。一些重要的仪式一旦在时间上被固定下来并形成规模后，便约定成俗、逐步演化成岁时节日，如五月初五的端午节、七月初七的乞巧节、七月半的中元节、八月十五的中秋节、腊月二十三的祭灶节等等，这些节日几乎都起源于古时的祭祀活动。在日本、韩国等周边国家，"节日"一词的本义就是"祭祀"的意思，有些甚至就直接写为"祭"，例如春日祭、端午祭、七夕祭等。

华夏民族最初的岁时祭祀主要与四时节令及农业相关。在进入"靠天吃饭"的农耕时代后，人们便格外重视晴雨寒热、冬去春来等自然现象与气候变化。祭祀的对象也由最初的自然风物转向了掌管四时节令之"神"，在不同时节时令献上不同寓意的祭品，烹饪各具风味的美食，以感激自然的馈赠，同时祈佑下一时节的丰收。如《礼记·祭统》所载："凡祭有四时：春祭曰礿［yuè］，夏祭曰禘［dì］，秋祭曰尝，冬祭曰烝。"以此来满足人们的农时需求。

伴随着社会生产力的逐步提升，人们对岁时节令的祭祀目的已不再局限于祈祷物质上的丰足，转而出现了更多对劳作能力及精神层面的追求，如古代女子在七夕祭拜织女以乞求心灵手巧和婚姻美满；小满祭蚕神时，劝勉人们要勤劳耕作、精心饲蚕等。同时，对祖先先贤的崇拜也融入了岁时祭祀的活动中来，如历史上的端午节原本是一个典型的驱赶瘟疫的祭祀仪式，但到了春秋战国时期，原始的驱瘟仪式就演化成龙舟竞渡以纪念屈原，并流传至今。

岁时祭祀的文化内涵根据不同的社会需求不断发生着变化，原本隆重庄严的祭祀仪式也演化出了各类热闹、喜庆的节日风俗。人们在团聚的欢宴上，通过与神明祖先共享美食，与亲人共同嬉乐欢聚，与友人竞诗赛歌等方式共同祈祷来年的丰衣足食，祈求学业、事业、家庭的和顺美满，表达对亡人深深的怀念和追思。这些活动向世人展示了其中所蕴藏的文化内涵和历史底蕴，并展现了华夏民族的时间观、婚恋观、人生观和生死观。

岁时祭祀是先人与后代团聚的精神媒介，也是亲友恋人相聚的喜乐欢宴。在这些隆重庄严的仪式、珍馐［xiū］满盘的美食和趣味盎然的活动中，也有许多中药的身影，并在其中扮演着不可或缺的角色，与人们在每年固定的时日一期一会。

第一节　春祭蚕神勉农桑

春季鹰飞草长，万物复苏，是播种农忙之季。"一年之计在于春"，古代华夏民族以农桑为生，特别重视春祭。于是人们常常在春季来临时，用丰富的活动和隆重的仪式来祭祀，以祈祷在新的一年里风调雨顺，确保农作物的丰收。在这春祭活动中，先蚕礼是各类春祭活动中历史延续时间最长，最具有劝诫、教化作用的祭礼。

早在商周时期，我国先民就已经开始大量地种植桑树，以采桑饲蚕。至战国以后，蚕桑业有了很大发展，《孟子·梁惠王》云："五亩之宅，树之以桑，五十者可以衣帛矣。"在古代，种桑养蚕很大程度上解决了人们穿衣的基本需求。"农桑"是历代统治者非常重视并大力提倡的经济产业。

早在周代，每年春天都要举行亲蚕礼。亲蚕礼由皇后主持，率领众嫔妃祭拜蚕神嫘祖，并亲自采桑喂蚕，以鼓励国人勤于纺织，与由皇帝主持的先农礼相对。透过这样的仪式，显示出统治者对农桑的重视，更显示统治者劝勉农桑、要求人们辛勤劳作的愿望。

蚕以桑叶为食，而桑的用途极其广，叶可饲蚕，枝条可编箩筐，桑皮可制纸，桑葚可食用，更有意义的是其叶、皮、枝、果均可入药，即便是食桑之蚕也是常用的中药。人们在从事植桑饲蚕、采桑入药的过程中，又寓情于物，寄托情感，将对生命的珍重之意，对时间的珍惜之虑和对自然的爱护之情，寄托于片片桑叶之上，形成了独特的我国古代桑蚕文化。

❶ 蚕食神桑吐珍丝

《说文解字·叒部》云："桑，蚕所食叶木。"以桑叶饲蚕，蚕便可吐丝织茧，种桑饲蚕也成为古人重要的经济产业和经济来源。由于桑叶的这种特殊性，古人将桑树称之为"东方自然神木"，并赋予了其诸多神奇的特性。传闻太戊（汤四代孙）时，商朝开始衰败，有"祥桑"（预示吉凶之桑）生于亳都，一暮之间大可合拱，太戊修德，此桑乃枯死而去。在这里，桑的生长异常情况成为国运衰微的凶征，从中可见桑在民众心目中的重要位置。

其树为神木，其叶亦被医家呼为"神仙叶"，如《本草图经·木部中品》记载："桑叶可常服，神仙服食方；以四月桑茂盛时采叶。又十月霜后三分，二分已落时，一分在者，名神仙叶。"《本草新编》又记载："桑叶之功……最善补骨中之髓，添肾中之精，止身中之汗，填脑明目，活血生津，种子安胎，调和血脉……老男人可以扶衰却老，老妇人可以还少生儿。"可见，古人认为常服桑叶有轻身延年、益寿生子的效果。桑树之果，即桑葚还具有"专黑髭须，尤能止渴润燥，添精益脑"等美容延寿功效。在北魏农书《齐民要术》中还记载有用干桑葚来供军粮，备干桑葚以抵抗饥荒的描述，这从一个侧面也反映了桑葚的作用。

桑作为神木，蚕食之可吐丝作茧，供人衣帛；人服之则可抵饥延年，美容益寿。以桑祭蚕利于国之经济，以桑入药则可祛老延年，有此两者，桑树的"神木"之名则更名副其实了。

❷ 采桑饲蚕惜春时

"一年之计在于春"的古训强调了春季在一年四季中所占的重要位置，比喻凡事要早打算、早准备。古今中外的许多文人墨客对春的赞美诗更是比比皆是，歌颂春的创造力，强调春的宝贵，更是将充满活力、朝气蓬勃的年轻人称之为"青春"。统治者选择在春季祭蚕，除了适应时节劝勉民众勤于农桑以获蚕丝之外，人们也在农桑活动中透显出伤春、惜春、贵春的情怀，如《诗经·豳风·七月》所言："遵彼微行，爰求柔桑。"其描绘了采桑女在暖暖的春光中，手提篮筐采取鲜嫩的、柔嫩的春桑的景象。《国风·卫风》又言："桑之未落，其叶沃若。桑之落矣，其黄而陨。"以桑叶的润泽柔嫩比喻女子年轻时的年轻貌美，又用枯黄陨落的桑叶形容女子容颜衰老。在这些诗文中，桑叶看似与春日、青春、爱情相联系，但探其本质其体现出的则是我国先民悲叹于时光的短暂，强调时光的宝贵。

不过，不仅仅春日时光短暂美好，四时风光皆有不同。就如桑叶一物，饲蚕之桑采于春日，而入药的桑叶在诸多本草典籍中皆认为在霜降与立冬之间采摘的桑叶药效最佳。霜降是秋季中最后一个节气，此时已是晚秋之际，天气渐冷、开始降霜，我国大部分地区进入寒冷、干燥的气候环境。许多蔬菜作物经霜打后能更添一份清润甘美之味，桑叶亦是如此。因而，"桑叶经霜者佳"主要表现其清润之效，具有更好的润肺、清肺的作用，尤其适用于燥咳、干咳、热咳的治疗。

❸ 适时有节桑蚕情

《淮南子·泰族》曰："原蚕一岁再登，非不利也，然王者法禁之，为其残桑也。"虽然种桑是为了养蚕，但却不能因为养蚕而残桑。人们不仅要为眼前利益着想，还要为长远利益考虑；不仅要为人类自身的利益着想，还要为自然界的生命发展着想。桑蚕是我国古代人民的重要经济支柱，但在经济发展与自然平衡之间，先人们的智慧是令人感叹的。

宋代《本草衍义》一书中记载蚕砂（蚕的排泄物）的功效，云其可祛风燥湿，适合用于风湿疼痛、湿疹痒疮、湿阻吐泻之证。同时也写道："原蚕蛾……屎，饲牛代谷。"可见，作为桑蚕产业中的一部分，蚕砂不仅是一味良药，也可作为天然饲料来饲养牲畜。在明代之后，我国珠江三角洲地区开始用蚕砂饲鱼，并兴起了"桑基鱼塘"的农业生产方式：用蚕砂喂鱼，塘泥肥桑，将栽桑、养蚕、养鱼三者结合，形成桑、蚕、鱼、泥互相依存、互相促进的良性循环，避免了水涝，营造了理想的生态环境，建立了农业生产中变废为宝的循环经济模式。

医家在秋冬之际采摘桑叶入药，也许不仅仅与霜桑叶"清润"的特性有关，同时也是因为春夏之季，桑叶生长茂盛，可为养蚕提供了丰富的物质保障，故药用桑叶多取用霜桑叶、冬桑叶，而少用新桑叶或嫩桑叶。这些又体现出了我国古代农耕文化中"适时""有节"的农事观，而且与现代的环保理念十分类似。

春日先蚕礼上，身份高贵的一国之母一手持钩、一手持筐，率领内外命妇亲自采集树上桑叶以饲桑蚕，以此来劝勉国民珍惜大好春日，植桑、采桑、饲蚕、耕织。时至今日，此种隆重却又繁复的祭蚕礼仪几近消散于历史长河中，但是这种贵生、贵时、有节的可持续发展观仍值得世人代代相传。

第二节　中元槐木引魂归

农历的七月十五为中元节，在我国古代，人们相信此日地宫之门大开，已故祖先的亡魂会返回阳间，与家人团聚，所以这一天又被称为"鬼节"。此日，民间要祭祖、上坟、点荷灯为亡者照亮回家之路，道观会举行盛大的法会，为死者的灵魂超度。

中元节最早起源于盂兰盆节。东汉时期由印度传入我国的《佛说盂兰盆经》中叙述了目连救母的故事。故事中佛陀弟子目连梦见亡母在地狱中被饿鬼纠缠，无法进食，便向佛祖求救，佛祖感其孝心，授予"盂兰盆节"的传统。之后，这一习俗又被我国道教所沿袭，认为农历七月十五日为地官赦罪日，这一日祖先的亡魂会重返阳间，回家探望子孙，故需在此阴阳之门大开之日，举行隆重的祭祖仪式和活动，以此表达对亡者的缅怀之情，祈佑祖先的庇护，用绵延不绝的思念之情留存故人的"不死"之魂。

农历七月十五日"鬼门"大开，魂归故里的说法反映了人们对故去亲人的感恩、怀念与追思，在这一日亲情和爱将穿越生与死的藩篱，引领亡魂归来，这也体现出了华夏民族面对死亡时敬畏而坦然的生死观。在诸多自然草木中，有一种树木有着庇护后人、贵生不死、沟通阴阳之能，这便是有着"鬼木"之称的槐树。

❶ 槐树荫浓庇后人

在树下乘凉、畅聊是人们在夏日傍晚喜爱的休闲生活，而槐树底下正是人们用来纳凉避暑的好地方。槐树树干高大，枝叶婆娑浓密，炎炎夏日他处炙热焦灼，但槐树底下却是一片浓荫畅凉。因此，槐树又有"阴树"之称。在诸多古诗中，槐树常与夏日、遮阴、纳凉等词语联系在一起，宋代文人范成大在《夏日田园杂兴》一诗中就描述有"槐叶初匀日气凉，葱葱鼠耳翠成双"的景象；明代文人冯清则在《咏槐》一诗中写下"肆丛故柢戈矛立，叶护重阴伞盖舒"的诗文，描绘了槐荫茂密的外观形态。炎炎夏日，槐树底下却是清凉畅快，为往来行人提供片刻阴凉，亦是村中老者稚童闲谈玩耍之地。

正因为槐树的这一特性，历代本草学家都认为槐花、槐果入药，均为纯阴之品。《本草便读·木部》记载槐树"禀天地阴凝之气"，是凉血清肝的要药，善"除下焦湿热之邪，祛风疗痔"。《本草求真》则认为槐实"能除一切热，散一切结，清一切火也"，其凉血功效可见一斑。槐花色黄质轻，凉而带散，是治疗痔疾的要药，又能治疗皮肤痈疽毒疮、湿疹等证；而槐实为槐树所结之子，色紫质重，入下焦肝经与大肠经，除治疗痔疾外，还兼治妇女血热崩漏带下之证。

此外，在我国古时还有一种传统的夏日凉食——槐叶冷淘，做法是将面与槐叶水等调和，切成饼、条、丝等形状，煮熟，用凉水过后食用，是王宫贵族和民间百姓皆可享用到的盛夏消暑美味。可见，槐叶的阴寒之性，有清热消暑的作用。

我国自古就有"前人栽树，后人乘凉"之说，槐树底下的这一片片浓荫便是前人赋予我们的恩惠。我们也常将长辈比喻为大树，如"荫庇"一词，就专以形容大树枝叶繁茂，可遮挡烈日和风雨，宜于人们休息，暗喻长辈照顾着晚辈或祖宗保佑着子孙。如同一棵棵大槐树，站立于村口路边为人们避暑遮光，入药则可清热凉血，护佑人体健康。

❷ 长生不死念亲恩

槐树高大叶茂，且生命力强，生存时间长，在我国多地都存有百年以上的古槐树，甚至在部分地区还有存活千年的唐代槐树。因此，槐树被赋予了"不死"的象征。在自然崇拜的时代，槐树常被作为社树，广泛种植于乡里村口。

同样，槐树果实入药，亦可使人长生久视，是为长寿的药饵，可明眼目、乌黑发。《抱朴子·仙药》记载："槐子，新瓷合泥封之，二十余日，其表皮皆烂，乃洗之，如大豆。日服之，此物至补脑。早服之，令人发不白而长生。"

"贵生恶死"为人之常情，长生久视不仅仅是帝王权臣、炼丹道士们的希望，亦是包括凡夫俗子在内的所有人的渴求。然而天命有限，在弥留浑噩之时，亲人故友是此时最大的不舍与羁绊。对于弥留之人如此，对于在世亲人亦如此。在故人离去后，人们怀揣着这种思念与不舍，便生出了"鬼魂"一说。《说文解字·鬼部》云："鬼，人所归为鬼。"人们相信，死亡并不意味着生命的结束，人的最后归宿就是成为鬼，但只要在世之人还记得他，他在死后就没有完全消失，只是换了一个时空生活而已。老槐叶茂高大而寿长，槐实可为长生的药饵，而人间的思念则可令亡者于后人心中长生不死，槐树、槐实与亲恩皆是可跨越生死的媒介。

❸ 昼合夜开通阴阳

槐树虽被人们视为"阴树"，但还具有阳的特性。《名医别录·上品》记载："（槐）可作神烛。"槐树是我国先民最早开发的燃料之一，尤其是老槐树，因其树干过老，以至干枯，是生火的好材料。

同时，古人们还观察到槐叶具有昼合夜开的习性。《本草乘雅半偈》记载："昼炕而聂，夜聂［niè］而炕，互呈开阖之枢键也。"槐树阴阳开合的生长习性，亦赋予了其神奇的本草功用。该书又载："槐叶昼聂夜炕……则凡能开不能阖［hé］，能阖不能开者，莫不迎刃而解。"人体"开合异常"所致的诸多病证均可用槐实来治疗，如厥阴之脾"开折之不能从阖"，出现流涎、口涎外溢等口唇闭合失常的病证；又如厥阴之肝"阖折之不能转开"，出现妇人乳房结节胀痛，或痔疮肿痛等气血郁闭不开之病证。

槐树叶茂荫浓，夏日可供人乘凉，冬日又可供人生火，还具有阳开阴合、沟通阴阳之能，这正与中元节鬼门大开、阴阳开合的认识相契合。无怪乎被称为"阴树"，也是最常见的社树之一。

槐之一物，其荫浓，如长者前辈对后人无微不至的关怀庇护；其寿长，如对亲友故人那绵延不绝的思念缅怀；其昼合夜开之性，又成为跨越阴界阳间的媒介桥梁，让先人之魂有所归，令后人之思有去往，使生者、亡者能于中元之际，跨越生死欢宴团聚。

第三节　七夕巧手染凤仙

农历七月七日，是我国传统节日中最具浪漫色彩的一个节日，也是古代女子最为重视的日子。民间一般称这天为女儿节，又称乞巧节，是传闻中被银河分隔两地的牛郎与织女一年一会的日子。

牛郎、织女的名称最早出于《诗经·小雅·大东》云："维天有汉，监亦有光，跂彼织女，终日七襄。虽则七襄，不成报章。皖彼牵牛，不以服箱。"晴朗静谧的夏夜，有一条清澈闪烁的银河，银河东岸有一颗织女星，她的旁边紧挨着四颗小星星，就像一只织布的梭子，织女星忙碌了一个昼夜，但仍织不成布帛。银河对岸还有一颗明亮的牵牛星，其前后又各有一颗星星，恰似一副担子，但他也不能用来架车载物。牛郎、织女本是夜空中的星，地上的人们在仰望星空时，根据其运行规律，又赋予了他们人格化的特征。之后又杜撰、衍义出了牛郎、织女被迫分开却不离不弃，最终感动王母，准予两人于每年七夕在鹊桥相会的美丽故事。

牛郎织女的故事反映了青年男女对爱情生活和自由幸福的渴望。同时在每年的七夕，女子以花草染甲，用柏叶沐发，结彩楼穿七针，烹制巧食，对着织女星拜祭仙女，乞求上天赋予自己仙女一般的美丽容貌，织女那般的心灵手巧，同时祈祷自己能拥有称心如意、多子多福的美满婚姻。有趣的是，姑娘们用来染甲的凤仙一物，花姿威仪，花色艳丽，多子易生长，正与七夕"乞美、乞巧、乞子"之意相契合，而这凤仙花又是本草家族的一员。

❶ 花形如凤乞美姿

盛夏之际，一朵朵色彩艳丽的凤仙花傲立于笔直的花茎之上。宋代文人晏殊的《金凤花》描摹其态："九苞颜色春霞翠，丹穴威仪秀气攒。题品直须名最上，昂昂骧首倚朱栏。"李时珍在《本草纲目·草部》中云："其花头翅尾足，俱翘翘然如凤状，故以名之。"凤仙花的花形犹如一只展翅欲飞的凤凰，有"欲羽化而登仙"之态，故又名"金凤花""羽客"。

夏夜净空下，地上的凤仙开得正艳，天上的织女也在准备着与心上人的相聚，人说"女为悦己者容"。想必，织女也会在鹊桥相聚之前好好装扮一番，而即将与心上人相见的那份幸福喜悦之情也定会让她显得更加美丽。

对于美的追求，从古至今从未停止。施粉黛、染指甲、描黛眉、点绛唇、染乌发……其中美貌的容颜实则是健康的外在表现之一，而这些都离不开人体气血的充沛与调顺。人体康健、气血调和则唇面红润、指甲粉泽、发长色黑；反之，血行不畅，则见面唇紫暗，发甲色暗。凤仙花不仅花姿艳丽，其子入药可活血逐瘀，改善气血的循行，治疗瘀血所致的肌肤色暗、面色黧黑、爪甲紫暗，以及女性的月经不调，以内养外，使人容颜光泽。

星空之下，七夕之夜，姑娘们以凤仙染甲，也是祈愿能拥有如凤仙花一般的健康美丽的外貌、自信挺拔的仪态，悦心上人之意，更是悦己之心。

❷ 凤仙染甲乞巧手

纤纤玉指，指尖蔻染，或于针线之间巧手翻飞，或于琴弦管笛之上翩翩起舞，而指尖上的那一抹艳红，更是突出了一双双巧手的美丽与灵巧。七夕又被称之为"乞巧节"，女子乞求的不仅仅是美丽的外貌，更多的还是劳作、技艺上的心灵手巧。所以七夕节女子之间还有"赛巧""斗巧"的活动，如比赛穿针引线、蒸巧饽饽、烙巧果子等。在"斗巧"之前，她们也早早将凤仙花碾碎取汁涂抹于指甲之上，再以叶子和丝线包裹固定，一夜之后深红染透了指甲。

用凤仙花染指甲在我国有着悠久的历史。李时珍在《本草纲目·草部》中记载："女人采其花及叶包染指甲。"故凤仙花又有别名"指甲花"。人们以凤仙染甲，其因有二：一与凤仙花花色亮丽、色彩丰富有关。宋代诗人舒岳祥在《同正仲赋凤仙花》中就描绘了凤仙花五色杂成的色泽"本爱真红一种奇，后来紫白自繁滋。青冠轻举真仙子，彩羽来仪瑞凤儿"。二则与凤仙"透骨"之能有关。凤仙花又名"透骨草"，用以染甲，更宜着色固定。凤仙入药亦具透骨、软坚、通窍的作用，古人将其用于噎食不下，甚至骨刺卡喉、儿童或老年人齿牙摇而不掉等情况。

女子的柔荑之美不仅仅外显于手指的纤细嫩白和甲色艳丽，更多地还内含于妇女劳作手艺上的心灵手巧。在七夕之日，以凤仙染甲既为自己增添了一抹亮丽，又祈望自己能拥有织女的巧手翻飞之能，貌美慧贤，内外皆备，这种女性的审美观放置于当代也具有积极的影响。

❸ 凤仙多子乞姻缘

七夕乞巧其实还反映了古代未婚少女对婚后生活能力的顾虑。为了婚后的生活美满幸福，必须潜心学习女红技艺和厨房技能。这是未婚少女对未来生活的准备，也是一种积极和认真的人生态度，从本质上而言则是暗示七夕乞巧的最终目的是祈祷自己能够拥有幸福美满的婚姻。在古人看来多子多孙是美满婚姻生活的必要条件，七夕以凤仙染甲也与此有关。

凤仙花生命力顽强，可随处繁衍，寻常巷陌之间皆可见其身影。李时珍在《本草纲目·草部》中云："凤仙人家多种之，极易生。"凤仙花强大的繁衍能力，与其果实具有自主传播种子的能力有关。凤仙的果皮上有纵向的缝，里面藏着许多椭圆形的褐色种子，成熟后遇烈日暴晒、风吹或其他外界的机械触动，果皮裂缝便会自动张开，其内部果皮收缩所产生的张力将种子向远处弹出，因此凤仙花的种子又被称为"急性子"。李时珍在《本草纲目·草部》中记载："凤仙子其性急速，老则迸裂。"故而其活血能力极强，具有破血透骨之功。凤仙花子内服则有破血消积、软坚散结之功，可以用于治疗瘀血阻滞所致的积块、经闭不孕、胎产不下等瘀血重症所致的妇人病。

此外，古人还观察到凤仙一物"不生虫蠹［dù］[1]，蜂蝶亦不近（《本草纲目·草部》"，凤仙不仅质朴顽强、仪态高贵，且性喜洁净，不生虫蠹，不招蜂蝶，也暗寓了忠贞质朴的婚姻观。

七夕之夜，妇人们沐发染甲，点上香烛，呈上巧食祭拜织女，乞求织女赋予自己一双美丽能干的巧手，一份追寻自由爱情的勇气，一段幸福美满、忠贞不离的婚姻。于盛夏的旷野、巷陌中傲然挺立的凤仙花，花色艳丽，姿态高贵，性喜洁净，质朴顽强。这一仙一花的品性相互感应着，不仅仅让古代女子敬仰、尊崇，置于今日，这种积极和认真的婚恋态度，无论男女性别，亦值得所有人的传颂。

第四节　腊月饴糖祭灶神

每年农历的腊月二十三日是祭祀灶神的日子。在旧时，差不多家家灶间都设有"灶王爷"神位。传说中他负责管理各家的灶火，被作为一家的保护神而受到崇拜。

在最初的传说中，"炎帝作火，死而为灶"，最初的灶神便为炎帝，后又说火神祝融亦为灶神。火神随火进入家居成为灶神后，其形象、地位、神性等便逐渐发生了变化。由最初半人半兽的神灵，变成一位老妇，后又成了一位有名有姓的男子。至隋唐时期，灶神不仅拥有了姓名，而且还成家立业，携儿带女，是一位具有七情六欲的神。

在人们杜撰出来的神话故事中，灶神的形象在不断地改变，其所掌管的职责权利也出现了变化。最初，灶神仅负责掌管人间的烹饪饮食，而受

---

① 蠹，指蛀蚀器物的虫子。

到"民以食为天"的思想影响，灶神的职责权利逐渐上升，他在深入世俗社会生活的同时，又可上达天庭，向天帝报告每家每户的行为举止，决定了整个家庭及其每个成员来年的命运，所以又被称之为"东厨司命"。

于是在传说中灶神上天的这一天，人们纷纷在灶王像前供上香花、酒果等物，其中必不可少的祭品之一便是饴糖。

❶ 谷麦精华献灶神

中国人在西周时期就掌握了饴糖的制造加工技术。记述西周先祖太王时代事迹的《诗经·大雅·绵》里就写有"周原朊朊，菫荼如饴。"其说明早在殷代已有甜味剂"饴"了。《说文解字·食部》云："饴，米蘖（niè）①煎也。"其说明饴就是用米芽煎熬而成的糖浆。饴的金文写作"🌾"，其造字本意为美食做好后，双手奉上，赠送他人品尝，或敬献祭祀。可见，在人们还不能制取蔗糖，自然界中的蜂蜜数量又有限的情况下，饴糖是当时主要的甜味佐剂，但受到生产水平的限制，在先秦时期饴糖还仅限于贵族享用或祭祀所供。

以饴糖祭供的原因大抵与以酒祭供相似，两者均是谷麦之精所化。《本草思辨录》云："土爱稼穑作甘，饴糖乃稼穑精华中之精华。"灶神在早期是主管饮食之神。秋季收获大量的稻谷、麦子等作物后，人们将小部分余下的谷麦泡水发芽，然后加水搅拌煎熬成饴糖。人们为感谢灶神赐食于己，便将谷麦精华献上，以示感恩之情。

❷ 甘怡和润口甜言

稚童大都嗜食甜品，这似乎可以表明喜食甘甜是人类的一种本能。人们喜食饴糖不仅因其味美，入口可增加人的幸福感，还与其所蕴藏着的诸多功效息息相关，甘味具有补虚、调和、缓急、解毒等多种作用。陶弘景

---

① 米蘖，指生芽的米麦。

在《本草经集注》中将其列为上品，上好的饴糖以和润为优，嚼之甘甜怡人。用之入药，可补脾温中、缓急止痛、调和诸药，与桂枝、白芍、生姜、红枣组成小建中汤，可治疗脾胃虚寒所致的脘腹疼痛、食少纳呆等病证。古代本草典籍中，还记载其可以治疗误吞异物、喉鲠鱼骨及乌头中毒等。

灶神是最具有大众化、人格化特征的神，世人认为他同样喜食甜美之物，于是便以饴糖供奉，望其能"甜言蜜语"，请他"上天言好事，回宫降吉祥"，祈求来年甜美幸福。

❸ 性黏过腻齿牙落

关于用饴糖送灶神的目的，除了让其能在天帝面前美言之外，民间还有一个更有趣、诙谐的说法：饴糖性黏滞，用饴糖黏住灶君的嘴，可以防止他说坏话。这也体现出了祭祀文化中欢乐吉庆的气氛，人们在丰收的食物面前，在亲情的包围之中，自然体会到了乐观和自信，于是原本应当敬畏的祭祀对象也可以成为被戏谑的对象。

灶神作为祭祀对象既敬畏又亲切，饴糖作为祭品也具有了不同的作用，其食用或入药亦有两面性。《本草纲目·谷部》记载："肾病毋多食甘，甘伤肾，骨痛而齿落。"过甜伤肾，饴糖甜腻性滞，过食则齿坏牙落，气血滞留，腹满胀闷。故《本草便读·谷部》言："（饴糖）多食助湿热，伤肾气，生虫损齿，每每有之，故凡物有利必有弊也。"

在丰收之后的腊月以饴糖祭祀灶神的祭品，显示了古人取之于天、反馈于天的感恩情怀，蕴藏着对甜美生活的向往之情，也显露了人类在历史发展过程中，随着生产力的不断提高，在原本对于"神"单纯的敬畏之心中，又融入了亲近之举。这些举动正体现出了人们幽默、自信与乐观，暗寓人类已经由被动的靠天吃饭，转变为了主动地去利用自然、改造自然。

节日祭祀是一场亲友欢聚的盛会，洋溢着对自然的崇敬、对生命的珍视、对劳动的热爱、对爱情的讴歌，同时也充满着狂欢的乐趣。节日祭祀可以说是融合了血肉祭祀、自然祭祀和先贤祭祀多种文化内涵，并加以提炼，包装成了一种更亲近大众的祭祀仪式和活动，让大众在文娱社交活动中，表达了对美好生活的向往，同时也培养了守节、知礼、感恩、尊贤的思想意识，有着积极深刻的影响。

与载体，而精神文化作为文化的核心也引领着人们的物质文化不断发展与进步。

篇后记

初次提笔陈列药祭篇大纲时，脑海中首先想到的便是部分可以作为祭品的中药。可以说，中药与祭祀文化最为直接的关系就呈现在了祭祀用品上。牛羊、野蔬和香火均是主要祭品，是祭祀的一种载体，承载着献祭者的一片虔诚之心。同时，它们也都是本草中药，是养生治病的重要手段，让医者药家的仁心仁术能有所发挥。牛的力量与羊的温顺、时蔬野菜的生机与洁净、香火的袅袅香味贯通世间上下，这些特性赋予了这些祭品别样的含义，也让其在本草诸药中分别发挥出了强体与温补、助阳与驱浊、调理通达一身之气的功用。

自然祭祀，中药成为祭祀对象的化身：天雷滚滚惩恶扬善，雷丸入药则可驱虫护体；雨水的多少对古代农业有重要影响，柽柳可"预知"雨水到来，入药又可利尿除湿；火给予了人类温暖明亮的生存环境与洁净卫生的饮食方式，生于水火之中的硫黄则有温肾与解毒杀虫之功；月亮与蟾代表着生生不息的生死循环，蟾酥入药又有着解毒止痛、开窍醒神之功，用于中暑神昏，以及外用止痛以治疗癌性疼痛等病证，有令人"死而后生"的功用。

先祖祭祀，中药承载起了先祖们的高尚思想与优良品德：黄帝有土德而秫米可养脾土，孔子在食用生姜的过程中也遵循着中庸平和之法，屈原与苦楝的均有清冷高洁之性，孙思邈的高尚医德和不分贵贱思想在千金苇茎汤中有着诸多体现。

节令祭祀，中药与节令习俗融为一体，春祭与桑蚕蕴藏着华夏民族对生活的勤勉努力，中元节与槐树承担着人们对先人的追思怀念，凤仙花见证了人们对爱情的美好向往，腊八节与饴糖则一起分享了人们合家团聚时的幸福与喜悦。

中药与祭祀文化的交融，既有祭品、自然祭祀对象这类物质层面的事物，也有先人的高尚品行与多元的人生追求等精神层面的内容。从中也可以看出，物质文化是精神文化的基础。

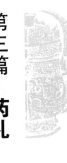

第三篇　药礼

——礼仪文化与中药

引 言

古语云："不学礼，无以立"，数千年来，讲"礼"重"仪"是中华民族世代相传的优良传统。"礼仪"又作"禮儀"，其中"豊"为祭祀用的礼器，而"義"为战争前以羊祭祀的仪式，故"礼仪"的本义为古代祭天地、祭社稷、祭宗庙等祭祀礼仪，后逐渐由事神，扩展而至事人、事家、事国，引申为一种法度，泛指生老病死、婚丧嫁娶、衣食住行、言谈举止等一切礼节、仪式和制度。因此，礼仪是人对自己、对社会关系、对大自然的尊重、敬畏和祈求，转化为可以遵循的规范，体现了尊重他人、严以律己、求福避祸的内涵，成为民族信仰的基础和联系社会关系的纽带。

中医药植根于中国传统文化的土壤，具有丰富深邃的文化内涵。中药的生长特性、命名方式、采制方法、性状特点、功效应用，由古代中国人遵循自然规律和体悟生命现象而来，体现了传统文化的根本观念和思维方式，更是"天之经""地之意""民之行"礼仪文化的独特象征和载体标本。

在人一生的各种礼仪活动中，始终伴随有各种中药：孕育生命时的助孕保胎催生，新生儿出生时的"洗三"，哺育胎儿的通乳，婚礼中的祝福，为人处世中的礼尚往来，节气民俗中的欢庆，丧葬礼上的祭拜等，都有特定的礼仪仪式、礼仪活动，约定俗成、流行传承千百年。在这些活动中，中药深深地融合于礼仪文化中，极大地丰富了礼仪的内涵，同时中药知识也伴随着礼仪活动得以保存、流传，呈现中药与礼仪文化的荟萃与交融。

第一章 人生礼仪

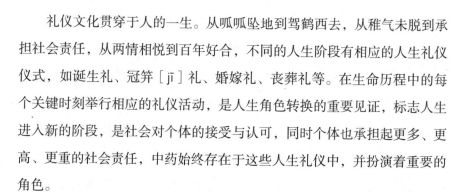
礼仪文化贯穿于人的一生。从呱呱坠地到驾鹤西去，从稚气未脱到承担社会责任，从两情相悦到百年好合，不同的人生阶段有相应的人生礼仪仪式，如诞生礼、冠笄［jī］礼、婚嫁礼、丧葬礼等。在生命历程中的每个关键时刻举行相应的礼仪活动，是人生角色转换的重要见证，标志人生进入新的阶段，是社会对个体的接受与认可，同时个体也承担起更多、更高、更重的社会责任，中药始终存在于这些人生礼仪中，并扮演着重要的角色。

石榴、葫芦、花椒、莲子等这些常用中药，因其籽多饱满，被用于多子多福的吉祥祝愿；妊娠期的饮食禁忌，蕴含着对生命的敬畏期盼；人出生时的洗三用大黄、石菖蒲、艾叶等煮水沐浴，寓意祛邪辟秽、祈福避疫；婴儿出生百天，穿绣有蝎子、蜈蚣、壁虎、蛇等五种毒虫的五毒肚兜，意在镇压五毒，祝福健康成长；长辈的寿宴上，饮菊花酒、献寿桃、吃寿面，意喻祝福老人健康长寿、安享晚年；古代丧葬礼的随葬品中，玉蝉、佩兰、麻黄等应用，隐含有"羽化成仙"、永垂不朽、灵魂永存的意境。这些中药以内服、外洗、佩戴、装饰等多种形式，出现在诞生、成年、婚姻、庆寿、离世等人生各个阶段的关键点，成为人生长壮老已过程中的重要庇护。

把人生不同阶段的生命健康与民族文化相连，"润物细无声"，中药蕴含的文化内涵与礼仪文化交替吸收，融合发展，使中华民族得以繁衍昌盛。

第一节　祈愿新生中药情

"上以事宗庙，下以继后世"，是个人、家庭、家族最主要的目的，早生子、多生子、生贵子，是夫妇们和家族最为殷切的希望。

　　新生命得以诞生并能顺利成长，是家庭和社会的重大事件，因此祈子的愿望被渗透到生活的各个方面，或是寓含于有祈愿象征的物品上，又或寄托在有相应功效的中药中。中药就时常被用于包括祈子、怀孕、生产、养育等多个阶段的礼仪仪式中：祝愿与期盼新生命的孕育与诞生；确保胎儿在孕妇腹中安全的胎教与保胎；保障产妇生产顺利的催生与接生；生产后调养母体以及养育婴儿，整个过程复杂缜密而又连续相传。中药在其中的应用既有其实用的药用价值，也是与礼仪文化交融荟萃的承载。

❶ 紫苏芳香安胎气

　　湖南湘中地区，孕妇怀孕后，亲友们会送鸡、鱼、肉等食物祝贺，其中必备鸡蛋和一株连根带叶带花的紫苏。红纸包着紫苏，鸡蛋上贴着用红纸剪出的吉祥图案：桂花、兰草、喜鹊、凤凰等，叫作"蛋花"，这种别具特色的贺礼，表达着美好的祝愿。将鸡蛋煮熟剥壳后，放在紫苏艾叶水中再稍煮一下，吃蛋喝汤，这"紫苏艾水蛋"是安胎良法，可一直吃到产后。

　　紫苏，古名荏，又名苏、白苏、桂荏，具有特异的芳香，是香草，也是极佳的药食两用植物。两千多年前的《尔雅》有相关记载，用紫苏嫩茎叶研汁煮粥，服用后可以令人"体白身香"。宋仁宗曾命翰林院制定消暑的汤饮，"以紫苏熟水为第一"。在我国和东南亚等国，紫苏被广泛用于泡茶、煮汤、腌制果脯、制作茶饮和烹饪去腥等。

部分怀孕的女性，在妊娠早期，会出现恶心、呕吐、食欲不振或饮食嗜异等"害喜"现象，中医称之为"妊娠恶阻"，一般属于正常的生理反应，无须治疗。但如出现呕吐、腹痛等过度反应甚至有可能引起流产时，就必须进行医疗干预。妊娠恶阻的发生主要是由于受孕初期，气机不调、脾胃不和所致，治疗上应调畅气机、调理脾胃，紫苏是最为理想的选择。《本草纲目·草部》记载："蘇从稣，音酥舒畅也。苏性舒畅，行气和血，故谓之苏。"紫苏归于脾胃经，能调畅脾胃、梳理气机而达到安胎止呕的作用，单用煮水引用即效，也可用紫苏水煮鸡蛋使用，但若严重者则需医生配伍其他中药使用。紫苏作为药用有叶、子、梗之分，如用于安胎，一般多用其叶和梗。

紫苏的安胎作用还体现在其治疗孕妇外感方面。由于孕妇身处特殊敏感期，有诸多用药禁忌，唯恐对母体、胎儿不利。紫苏气味辛香，既能发散风寒、宣肺止咳，又能理气安胎、调畅脾胃，适用于孕妇外感后出现咳嗽、恶心、呕吐。

药仪文化——中药与文化的交融

❷ 通草催生通乳汁

孕妇生产，是孕育新生命的最重要环节，也伴随着极大的风险，古人常将之形象地描述为"生孩子如过鬼门关"。在趋吉避凶的心理驱使下，形成了催生礼仪，祈愿胎儿顺利降生。催生礼起源于宋代，至今我国许多地区仍保有此俗。孕妇临产前后，娘家会为女儿送一些食品、礼物，确保婴儿顺利出生、母子平安。催生礼所涉及的具体物品，各地并不相同，如记述南宋都城临安风俗人情的《梦粱录·育子》有描述："杭城人家育子，如孕妇入月，期将届，外舅姑家以银盆或彩盆，盛粟杆一束，上以锦或纸盖之，上簇花朵、通草……送至婿家，名催生礼。"

其中的通草，既有装饰作用，又有通窍、催生、下胎之功。因其"通利"特性，宋元时期开始，通草被列为妊娠禁用药，妊娠过程严禁使用，而对准备生产的产妇来说，通草的通利通窍，正好可以帮助缩短产程、减轻痛苦、顺利分娩。

产妇生产之后，攀附在胎盘上的胎膜脱落，含有血液、坏死蜕膜等组织经阴道排出，即为"恶露"，恶露能否排干净，是产后恢复的关键。恶露不尽，会影响产后恢复、产后哺乳，严重的甚至会引起感染、休克等危及生命安全的严重问题。通草甘淡通利而不峻烈，性善下行，配伍桃仁、当归、益母草等，具有帮助通行、清除恶露的作用。因此，通草是临床上治疗产后恶露未尽十分常用的药物之一。

产后母乳不足、乳汁不通或乳汁淤积多与产妇身体气血运行不畅相关。通草色白体轻，善于宣通气机，具有通乳下乳之用。与通乳相关的很多方剂和食疗验方，都能见到通草，如鲫鱼通草汤、通草猪蹄花生汤等。

"催生礼"中的通草，不仅是礼仪仪式中寓有美好祝愿的礼物，而且其甘淡通利的特性，使之在产妇生产过程中可催生下胞，促进产程顺利；产后又能起到恶露排净、通气下乳的功效，保障产妇产程顺利、产后康健、乳汁充沛，为身体娇嫩的新生儿创造舒适安稳的生活环境。母子平安，生产过程方是顺利结束。

❸ 药浴洗三祝康吉

婴儿脱离母体，意味着人生旅程的开始，家人因得子而欣喜不已，但同时也对婴儿能否顺利长大心存不安。于是，诞生了一系列的礼仪仪式，以庆祝孩子顺利出生、祈求健康成长、祈福避灾。洗三、满月、抓周等就寄托了父母乃至整个家族对孩子的厚望，其中，"洗三"最具有特色，与中药的关系也最为密切。

洗三，即婴儿出生的第三日举行的沐浴仪式，是新生命诞生后所接受的第一次人生仪式。这一天，亲朋好友欢聚，通过为婴儿沐浴的方式共贺新生命的诞生。其既是为了洗涤脱离母体所带来的污秽，消灾免难，也是为了向新生儿表达祝福，祈祥求福，以图吉利。

洗三早在唐代即已出现，至今在部分地区仍有流传。虽然历朝历代、各地各民族的洗三方式不尽相同，但其基本过程和洗三时所用物品基本一致：用艾叶、花椒、槐枝、大黄、石菖蒲等中药熬水，名为"香汤"；香汤中再放入花生、枣、栗子等果品，寓意"早立子"；水里的枣子直立起来之时，妇女们便会争先恐后地抢食，期盼食后可生男孩。沐浴多由儿女双全又有德望的洗婆进行，洗后还有"落脐炙囟"的重要仪式，去掉新生儿的脐带残余，并敷以明矾熏炙婴儿的囟顶，新生儿就此脱离了孕期，正式进入婴儿阶段。可见，无论是洗三时的洗浴还是洗浴后的仪式都离不开中药的应用。

在婴儿出生后进行中药沐浴的这种方法，有着重要的防病意义：一是借浴汤之温热，洗去附着在身体表面的污秽，清洁皮肤，使毛孔疏通、通行气血、濡养全身，从而加强皮肤的屏障作用；二是防治新生儿黄疸、奶癣、鹅口疮等常见的新生儿疾病。虽然这些疾病表现形式不同，但在中医学中将其归因于"胎毒"范畴。浴汤所用的白芷、艾叶为芳香之品，能够辟秽解毒；大黄能利湿退黄，清热通经，避免各种湿邪侵袭肌肤，对新生儿携带的胎毒能够起到预防和治疗作用。从心理层面而言，洗涤污秽与消灾避祸有着对等的联系。与此同时，洗三时还会在孩子嘴上抹上少许黄连水，其既是取其苦寒清解胎毒之义，亦是借黄连至苦之味，寓意小辈能够"吃得苦中苦，方为人上人"。

在人的生命历程中，一切喜怒哀乐都与家庭、家族紧紧联系在一起。"生"和"养"是其中的重要环节，在为祈求新生命、为孕妇保胎求吉、为产妇催生促乳、为新生儿洁净祈福的过程，中药自始至终承载了古人珍惜生命、热爱生活的美好热情和对自然事物现象规律观察认识应用的深刻智慧。

药仪文化——中药与文化的交融

第二节　婚嫁合卺^①[jǐn]牵福禄

婚姻是个体成熟、开始承担家庭责任阶段的标志，是维系人类繁衍和社会安定的保障，历来被称为"人生大事"。与之对应的婚嫁礼亦是人生中的大礼，也是古代"五礼"中的嘉礼，被视为"礼之本"。"夫昏礼，万世之始也"。婚嫁礼宣告了新家庭的诞生，"传宗接代"的夙愿有望实现，家族的势力得以扩大。所以，它不仅是婚姻当事人的"终身大事"，承担着成年礼的功能，是成家与立业的必需桥梁，同时也是家庭、家族、社会的一件大事。

作为人生大礼的婚嫁礼，礼仪形式最为复杂讲究，同时也是寄托最多趋吉纳福愿望的庆典。相亲、订婚、嫁娶、回门等一整套婚前、正婚、婚后的礼仪仪式，通过象征"合二为一""福禄绵延"的各种礼物，表达传统礼仪文化祈求长远发展、生命延续的美好愿望。

❶ 婚礼合欢缔幸福

"纳采"是求婚礼，男方家长派使者向女方家长献礼求婚的仪式。所献之礼虽因时代、地区、民族的不同而变化，但以物寄情，期望男女恩爱和睦、婚后和谐、美满幸福的愿望始终未变。初始人们用活雁纳采，后世则用木制或陶瓷的雁，或用鸭、鹅代替，期盼新人从一而终、不离不弃，所以历史上"婚礼"又有"奠雁礼"之称。也有用阿胶、漆、蒲苇等，寓意夫妻如胶似漆、感情坚韧。自古以来，纳采所用的雁、阿胶，婚典中的撒谷豆、洞房中的撒帐，饮交杯酒等涉及的葫芦、五谷、红枣、花生、桂圆、莲子、核桃、石榴、佛手、合欢花等，都反映了中药在婚嫁礼中的渗

---

① 卺，古代婚礼时用作酒器的瓢。

透与应用。既有期望恩爱和睦、美满幸福、多子多福的象征性意义，比如枣、栗子寓意"早生早立子嗣"；石榴寓意"多子多孙"；核桃质坚味美且能益智，寓意子女"坚强有为"。

合欢，历来有"萱草忘忧，合欢蠲忿"的说法。合欢树的叶子极细而繁密，互相交结，有趣的是，到了傍晚时分，叶子就自动闭合起来，故有"合昏""夜合""黄昏""夜关门"等名称。传说舜南巡时在苍梧逝世，他的妃子沿湘江两岸寻觅不到，长期悲伤流泪，泪尽滴血，血尽而亡，舜和妃子的灵魂互相感应，结合在一起成为合欢树。此树叶叶相对相合，枝枝交叉连理，象征着日日夜夜在一起，永不分离，被后人称为"爱情树"。古代民间爱情歌谣集《绝歌》中记载着一首隐喻男女情爱的《夜合花》："约郎约到夜合开，那了夜合花开弗见来，我只指望夜合花开夜夜合，罗道夜合花开夜夜开。"叶片白天展开，入夜闭合，用以对比恋人间的分离相聚，以及夫妇和谐、生活幸福。因此，人们常把合欢和婚姻爱情联系在一起，有着"合家欢乐""消怨合好"的吉祥象征，备受青睐。

婚礼当中，合欢杯、合欢被、合欢扇、合欢罗帕、合欢床、合欢结等的出现，也都寓意了夫妇间好合恩爱。庭院中种植合欢，会促进夫妻感情和睦。所以古时夫妻争吵言归于好后，会共饮合欢花沏的茶。人们也常常将合欢花赠送给发生争吵的夫妻，或将合欢花放置在他们的枕下，祝愿他们重归于好、和睦幸福。崔豹在《古今注》中云："欲蠲人之忿，则赠以青裳。"这青裳，指的就是合欢。在中药的应用中，合欢皮、合欢花是十分常用的安神中药，具有解郁安神的功效，用于情志不遂、心情不舒所引起的夜寐不安甚至失眠的病证，与其在婚礼和婚后生活中的应用有异曲同工之妙。

❷ 葫芦合卺同甘苦

卺，半匏[páo]瓜，以一匏瓜剖解为两，谓之卺。"合卺之礼"即新婚夫妇各用一半瓢，盛酒对饮。"共牢而食，合卺而酳②[yìn]，所以合体，同尊卑以亲之也。"夫妻原为两体，共饮合卺酒后，象征婚礼把俩人连成一体，故分之则为二，合二则为一。南北朝时期行"合卺礼"时，在两个匏瓜上用丝线带相连，礼后则将两半匏瓜扣在一起，用丝线带缠绕捆紧，称"连卺以锁"，强调婚后夫妇合为一体，生死与共，永不分离。唐代，这条丝线带衍变出"拴线"仪式，由年长者将红线拴在被祝贺者手腕上，寓意"千里姻缘一线牵"，祝福新婚夫妇白头偕老，永不分离。至宋代，新婚夫妇行完"合卺礼"后，还要掷匏瓜于床下，使之一仰一覆，添加了男俯女仰、阴阳和谐的占卜习俗。

可见，"合卺礼"的重点不在于饮酒，而是饮酒的器物匏瓜，即葫芦。因葫芦味苦而酒亦苦，饮了卺中苦酒，警示婚后夫妻一定要同甘共苦、患难与共，所以人们以合卺为结婚的代称。演变到后来为喝"交杯酒"，咬同一颗糖或苹果等，都反映了婚嫁礼仪文化中重德、和谐、趋福、求子等美好愿景，以及男女双方"同尊卑、共甘苦"的心理追求。此外，古人认为葫芦与人类生殖有着密切关系：葫芦容易栽培且极易生长繁殖；葫芦腹大，象征女性怀孕的体态；多籽而中空善于容纳，为祈求子嗣众多的古人所羡慕。所以新婚"合卺"之礼，又是对新婚夫妇子孙兴旺的祝愿。

葫芦药食两用，有悠久的历史。《五十二病方》《神农本草经》《本草经集注》《新修本草》《本草纲目》等均有专门论述，其苗、叶、籽、壳、皮、花等均可入药。葫芦善于利水消肿，可用于治疗面目周身浮肿以及小便不利等；对于水湿内停，阻遏气血，浸渍胞宫而引起不孕者，有一定作用。作为贮藏容器，葫芦很早就成为药具，是古代"医药"的代名词，医

---

① 匏，半个葫芦。
② 酳，食后用酒漱口。

者普济众生被称为"悬壶（通"葫"）济世"。

从外在形态到药用内涵，葫芦在祛病消灾、延年益寿、多子多福等方面的指代是古人美好愿望的象征，也是人们对中药与预防疾病关系的认识。

❸ 佛手香柑迎白头

佛手是一种植物，以其果实长得像竖起的佛祖之手而得名，常出现在一些地区的婚礼中。在胶东地区，娘家在婚礼前就请巧手的匠人准备"压箱饽饽""铜盆饽饽"的面食。从和面、发面、揉面，到精工细作的塑型，点染颜色，非常精致，费时费力，耗时数天方能完成。铜盆饽饽有莲花底座，然后安花饽饽，放上面塑而成的佛手、葫芦形态的小饽饽。结婚当天，陪送新娘的娘家送客用大红包袱提着送去男方家，摆到柜子上，寄望新人恩爱幸福。在山西，有"九石榴一佛手"的剪纸、绣花图样，是新郎迎亲的必备物件。

佛手发音与福、寿相近，其在婚礼中的出现有特定的文化内涵。《三希堂画谱大观》中有这样的画作：佛手、桃、石榴画在一起，佛手象征"福"，桃象征"寿"，石榴象征"多子"，表达的是"福寿双全，子孙满堂"；还有一幅画中有佛手、石榴、莲藕、百合四种果品，因莲藕中间空，寓意"通心""通情"，心意和睦相通；百合，寓意百事好合，和睦欢乐；佛手在其中的寓意则为婚后幸福、白头偕老。整幅图表达了婚后的家庭生活能福寿双全、心意相通、子孙满堂、合家欢乐的美好寓意。

佛手的根、茎、叶、花、果均可入药，有疏肝理气、和胃止痛、燥湿化痰等多种功效。佛手果实香气浓郁，风干后，摆在室内观赏，仍可散发香气，闻后即能令人心情舒畅愉悦，是赏心悦目的佳品。根据其功效，煎煮而成的佛手粥、佛手柑饮、佛手姜汤，佛手酒等具有健脾养胃、理气止痛等功效，适用于食欲不振、消化不良等。

婚嫁礼仪仪式是缔结婚姻关系，组成一个新家庭的重要环节，更是传统社会中个人生活中极为重要的仪式，凝聚着深远的文化价值理念。中药在婚嫁礼仪中的丰富面貌和多重文化内涵，是人们祈求子孙绵延、家族兴盛，对幸福家庭生活的向往，折射出传统文化的深厚底蕴，体现了民间信仰、对于婚姻"敬慎重正"的态度，具有重要的社会功能与文化价值。

第三节　丧葬礼仪求安详

"生，事之以礼；死，丧之以礼，祭之以礼"。诞生礼在婴儿还未面世就已经开始，丧葬礼正好与之相对，在人去世后举行，是人生礼仪的终结，标志着一个人走完了人生旅程，告别了人世，解脱了俗务。"生死事大"，哀悼死亡为丧，处理尸体为葬。丧葬礼仪仪式是古代社会组织结构和礼法制度的一面镜子，同时表达了在世的亲属好友对逝者的感情纠葛：哀痛、缅怀、依恋、评价；也表达出人们对于生与死问题的思考。

死亡于人类而言是不可避免的自然现象。旧时器时代晚期的北京山顶洞人就已有了丧葬礼俗，洞穴墓地的骨架遗骸有石珠、骨坠等装饰品，周边撒有含赤铁矿的红色粉末。几千年来，随着社会变迁，受儒、道、佛思想影响，丧葬礼仪仪式复杂多元、不断变迁，但反映中国传统文化"事死如生"的伦理道德不曾改变：既希望能满足逝者的心愿，尸身不腐、永垂不朽，灵魂永生、吉祥嘉瑞；也要让活着的人寄托情感，祭拜亡灵、展示孝道，告慰在天之灵。

丧葬礼仪仪式，是生者与死者的对话，体现出浓厚的孝道观念、亲情意识；也是个体与社会的对话，体现出等级意识与和谐观念。这些观念与意识，凝集了中国人生死观的深层文化内涵。在众多的丧葬礼制用品中，中药发挥了体现等级品位、防腐避邪祛秽、防治疫病等作用。

❶ 墓葬饭含玉不朽

墓葬是内容繁杂的丧葬活动中遗留下来的物质体现，属于丧葬礼仪中"葬"的一部分。早期墓葬没有坟丘，到了汉代，开始提倡厚葬，墓葬规模大、随葬品数量多。墓葬，特别是贵族墓葬，不仅包含了墓葬营建、结构布局等物质形态，而且涉及殓葬等丧礼仪式。这些礼仪程序透过埋葬方式、殓服、葬具、随葬器物等客观表现出来。

随葬器物不仅能够反映当时的随葬制度与丧葬礼俗，而且也体现了墓主的生前喜好与当地的生活习惯。长沙马王堆汉墓是20世纪世界最重大的考古发现之一，为西汉长沙国丞相、轪侯利苍一家三口的墓葬。墓葬中出土的精美漆器香炉、丝织衣物、简帛文献、药枕香囊，被誉为汉初历史文明的标杆，是人们了解两千多年前社会风貌的窗口。

"孝子不忍虚其亲之口，故以米贝珠玉实之，谓之饭含"。生者不忍心让死者空着口离去，在死者口中塞放米粮饭食，这是形成于先秦时期的丧葬礼俗，称为"饭含"。在等级森严的先秦时期，不同身份的人去世之后，"饭含"也有稻稷黍粱等规格的差异。但是这些有机物容易腐败，不能长久保存，而玉是集天地之灵气的神石，口含玉石，可以保证尸身不腐。因此将玉石打磨成米粒的形状，塞入死者的口中。这些米粒又称米贝，也有"饭玉"或者"含玉"之谓。一些两汉时期的出土墓葬，常见放在口中的"玉蝉"，这是因为人们观察蝉的生理习性，发现蝉蛰伏地底，还能破土而出，认为蝉可以羽化登仙，希望口含"玉蝉"的死者能像蝉一样羽化登仙。随后，饭含之物还演变为贝齿、珍珠，以及金、银、铜货币等，用这些自然生成的美洁之物来充实死者之口，使死者形体不腐而得以长期保存。

小殓之前需穿戴寿衣服饰及用品，"金缕玉衣"是汉代最高规格的丧葬殓服。玉是祥瑞之物，"古之君子必佩玉""君子无故玉不去身"，古人认为玉可以滋身养体；金作为药用，也有镇静的作用。玉衣的使用能保护死者尸体，守护灵魂，并能起到辟邪作用。汉族的寿衣常通过纹样、图案等细节展现吉祥之意，体现"灵魂不死""死者为大"的观念，以示对死者的尊重，比如鞋底绣有莲花纹样，意为"脚踏莲花步步高"；牡丹、松柏、仙鹤等，祈求吉祥富贵，"灵魂不灭"。这些寓意"饭含"的贝齿、珍珠，以及莲、松、柏等皆为古今常用的中药，其在墓葬礼仪中无不与这些随葬品的性用特点与文化内涵息息相关。

❷ 佩兰芳香祛腐浊

马王堆汉墓辛追夫人的尸体出土时保存完好，外形完整无缺，全身柔软而有弹性，除部分体表变形外，其他特征都像刚刚死去一般。辛追的尸体是如何保存下来的呢？

一方面，埋葬时花费巨大的人力、物力和财力，人为在棺木中营造出恒温、恒湿、缺氧的保存环境，以便保存尸体。另一方面，辛追夫人出土时手握香囊，头枕药枕，香囊里装有多种香料，其中药枕里装的是佩兰。这些中药含有芳香发挥性成分，可以用来防腐保鲜，表明早在两千多年前，中国古人就已经知道如何用中药来保存尸体。

佩兰在《神农本草经》中被列为上品，在历代本草中有兰、香草、大泽兰、醒头草等名。《诗经》有"士与女，方秉兰兮"的描述，男男女女手持兰草，既有去除不祥之意，又象征自己品德芬芳如兰。佩兰气味芳香，日常生活中应用广泛，既可以随身佩戴，芳香身体，驱虫除秽；还可以清洁身体，预防疾病。端午节即有佩香囊、用芳香药草煎汤沐浴的习俗，所以端午节又称"浴兰节"；佩兰又可以做成香枕，寝卧使用，还能做成香膏润泽头发。

佩兰味辛性平，具有芳香化湿、醒脾开胃、发表解暑的功效，用于湿浊中阻、脘痞呕恶、胸闷不舒等。因其能化湿，性平而不温燥，对脾经湿热、口中甜腻、多涎、口气腐臭的"脾瘅"病证，尤其适用。其气芳香，具有特殊的辟秽和中的功效，古人因此用来祓除不祥、防疫治病。

佩兰是古人眼中的兰花香草，用来象征品德高洁、芬芳如兰，与其芳香化湿、辟秽和中的特性不无关系。因此，将佩兰做成药枕，能芳香化湿、开窍醒神、治疗鼻塞头痛，"醒头草"名副其实。在墓葬中，佩兰亦因其气芳香、能祛陈腐、濯垢腻，辟邪气，帮助尸体保存完好，预防秽浊侵袭。

❸ 麻黄辛散辟邪秽

新疆罗布泊地区的考古发掘中，多次发现距今约3800年的大量墓葬麻黄。共发掘墓葬167座，其中有53处墓葬麻黄。墓葬中的麻黄，大部分是碎枝，用量较大，状态各异：有的散落于墓主人身体两侧周围；有的被扎成捆，贴附于墓主人脸颊和四肢；有的铺满墓穴作麻黄草垫；还有的被藏于墓主人腹部。其放置方式可能与墓主人在当时的社会地位有着千丝万缕的关联，表明麻黄在当时是一种十分重要的墓葬用品。每一位墓主人都配备麻黄碎枝的墓葬礼仪让麻黄同小麦、谷粟一样共同呈现出了独特的古楼兰文化内涵。

罗布泊楼兰地区环境奇特，风寒干旱，沙尘飞扬，肺系疾病、肢体关节疼痛的痹证、水肿、湿疹等多发。古楼兰人在长期的生活实践中发现了生长于此的麻黄，正是治疗这些常见病和多发病的良药。对新疆小河墓地出土的干尸头发进行分析后，发现里面含有麻黄碱、伪麻黄碱等成分，证明当时的居民就已经使用麻黄。

《神农本草经》记载麻黄别名"龙沙"，这一命名缘由，可能与其产地西域楼兰有关。《本草乘雅半偈》记载麻黄的生长习性：所在之处，冬不积雪。由此可见，麻黄生长于天寒地冻的地区，但其生长四周多不积雪或少积雪，以此生长环境推测与麻黄温热辛散，善于向四周发散的药性特点有关，使之具有显著的发散、宣通之功。

《金匮要略》记载了一张处方，即"还魂汤"，有治疗濒临死亡的危急重症的功效，就以麻黄为君药。《医宗金鉴》有注释：（麻黄）为"入太

药仪文化——中药与文化的交融

阴通阳之药。"应用后宣发通阳，能起到"还魂"作用。另有"续命汤"："治中风痱，身体不能自收持，口不能言，冒昧不知痛处，或拘急不得转侧"，用麻黄、桂枝配伍，温经通阳，发挥功效。"还魂""续命"可能是西域楼兰麻黄崇拜的文化遗存。古楼兰人不仅将麻黄作为药物使用，还将麻黄草视为宗教信仰礼仪仪式中的一部分，放置在死者身边，保佑死者的灵魂，而麻黄辛温发散亦可除湿防腐，保持墓葬干燥、防止尸体腐烂。

历来认为，逝者与生者始终联系，视死如生，其根本目的在于以死庇生。丧葬礼是为逝者服务，希望利用辛香祛湿防腐之品，保障逝去的身体不腐、永垂不朽，逝者的灵魂可以安宁永生；更是为生者服务，希望通过纳吉避灾的方式祝愿，保佑后人远离灾疫、吉祥嘉瑞。

如果把人生比喻为竹，竹子的接口就是人生的起承转合的时间点，是相应礼仪发散的时间点，好像关云长千里走单骑，每到一关都有精彩之处。人生礼仪没有真正的终点，循环不断，以生动活泼、喜闻乐见的形式浸润于人的生活，中药蕴含的特定礼仪文化内涵，保障了身体健康，成为亲族之间联络感情、加强交往的重要手段，体现了民族的文明和国家的兴衰荣辱，它与时代的生存文化血肉相连。

第二章　处世礼仪

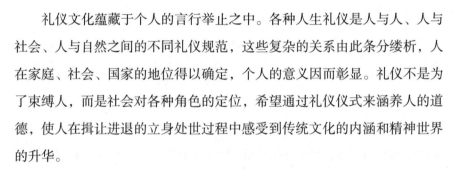
礼仪文化蕴藏于个人的言行举止之中。各种人生礼仪是人与人、人与社会、人与自然之间的不同礼仪规范，这些复杂的关系由此条分缕析，人在家庭、社会、国家的地位得以确定，个人的意义因而彰显。礼仪不是为了束缚人，而是社会对各种角色的定位，希望通过礼仪仪式来涵养人的道德，使人在揖让进退的立身处世过程中感受到传统文化的内涵和精神世界的升华。

孟子提倡尊"礼"，讲究礼节。据记载，孟子的妻子田氏独自一人在内室，随意坐着休息。突然进屋的孟子看见妻子岔开两腿的坐相，就退了出来。然后，孝顺的孟子跟母亲说妻子不懂礼仪，坐姿不端，提出休妻。孟母回复："乃汝无礼也，非妇无礼。《礼》不云乎？将入门，问孰存。将上堂，声必扬。将入户，视必下。不掩人不备也。今汝往燕私之处，入户不有声，令人踞而视之，是汝之无礼也，非妇无礼也。"中国古代讲究坐有坐相、站有站相，尊礼的孟子对妻子的行为不能容忍；孟母深明大义，指出孟子趁人不备进入房间，进屋也不打招呼，要求别人守礼，但自己也没有尊重别人，是失礼无礼在先。

可见，礼仪文化体现的是中国人对自己立身处世的道德规范要求，是中华民族传统美德的重要内容。"非礼勿视，非礼勿听，非礼勿言，非礼勿动"，言谈举止，具君子风范，引导人们成为高尚的人。同时，礼也是处理人与人之间社会关系的基本准则，体现着长幼尊卑、亲疏远近的秩序区别。其对仪容仪态的规范具体体现在：面貌外形整洁的仪容、衣着配饰得体的仪表、言行举止有节的仪态。仪容仪表得体，仪态进退有度，从而得以立身处世。

"仓廪实而知礼节，衣食足而知荣辱"，中药应用于修饰仪容、仪表、仪态，在礼仪上的应用，呈现出古人内心世界对礼仪的重视。整洁美好的仪容，得体规范的仪表，从容文雅的仪态德行，谦卑诚挚的礼法约束，文质彬彬的君子风范，渲染出了丰富多彩、独具风度的中华文明，而这一切均有中药身影的存在和体现。

第一节　仪容有整礼仪始

礼仪是文明和野蛮的精神标识。不同社交场合对于人的外貌形象有着相应的要求，即为仪容。仪容与礼相伴而生，"礼义之始，在于正容体，齐颜色，顺辞令"，对自身仪容的要求，是个人立身处世的前提，是礼仪文化的重要组成部分。

西汉时，仪容的传授，有专门的官职系统。史书记载："鲁徐生善为颂。"其中"颂"就是容貌。徐生因擅长礼容而升为礼官大夫。仪容也是君子内在德行的外化表现，儒家将其上升为"仁德"："质胜文则野，文胜质则史，文质彬彬，然后君子"，质朴胜过文雅就显得粗野，文雅胜过质朴，就显得做作，内外皆修，文质相得益彰，才是君子应有的高雅风范。仁者有温和、喜悦、亲切、博爱的容貌，因而面容温润如玉，内心之美与外在容貌神色和谐相衬。

❶ 澡豆浴身洁美容

《礼记》对人的日常生活有一系列细则规范，上至天子贵族、下至平民百姓，要求人们在生活中的一切活动都符合礼的要求，以培养端庄平和的仪容风度。对外在仪容要求的第一步就涉及仪容的干净整洁。《礼记》中就有关于洗浴礼节仪式的详尽记载，大意是描述对贵族一天洗几次手、洗澡后擦拭身体、洗头洗脚顺序等均有讲究程序；平民家庭也不能轻视沐浴，子女每三天要烧热水为父母洗发，每五天要烧热水为父母洗澡。在依循这些规则流程的洗浴行为时，人们专注而虔诚，这使得洗浴这一日常活动带有了礼仪的规范和对自身德行的要求。秦汉时，已形成了三日一洗头、五日一沐浴的习惯。以至于官府每五天给的一天假期，也被称为"休沐"。

对于沐浴，古人分的极细，《说文解字·水部》云："沐，濯发也。""浴，洒身也。""洗，洒足也。""澡，洒手也。"沐浴而朝，斋戒沐浴以觐见天子、祭祀神明，以示内心洁净虔诚，这是隆重的礼仪制度；孔子赞赏的学生曾皙甚至把沐浴作为一种至美的人生境界。沐浴是礼仪活动中保持仪容的必要形式，除清洁身体外，也是对自己品行的修养。另外，沐浴也有一定的防病治病作用，《素问·阴阳应象大论》云："其有邪者，渍形以为汗。"这里"渍形"的意思就是，用热水洗浴能发汗去除外来病邪，具有治病作用。

早期的沐浴用品主要为淘米水、草木灰、皂荚。至魏晋时期，古人则开始将一些具有清洁、祛风作用的中药或香料加入豆粉中，制成"澡豆"。当时的澡豆主要在贵族间广泛使用，其不仅提升了生活品质，使贵族们的生活面貌焕然一新，更成为显示身份的标签。如果人们要嘲笑一个人土气，缺乏良好教养，不懂得上流社会的生活习惯，往往就会说此人"不识澡豆"。由此可以看出，澡豆在当时是一种奢侈高档的用品。到宋代，已有几十甚至上百种中药作为澡豆的原料，用于身体各个部位，发挥不同的功效。

南朝时期,有人专门出售皂荚,主要作为美容除污使用。皂荚有十多个品种,有润滑爽利、消除垢腻以清洁皮肤的作用,亦为古代美容方中所常用。用皂荚洗衣服,衣服不会变色、不会收缩,纤维不会受损和失去光泽。用皂荚洗澡,能祛除肌肤的污垢,还能祛风湿、治皮癣。用于头部的沐浴中药有续断、胡麻、藁本、桑白皮等,这些药物作为沐浴使用的共性是促进头发生长、滋润头皮、祛风止痒。此外,冬瓜子和素馨花常用于面部皮肤的美容,能滋润肌肤,使面部光泽焕彩。中药中用做香汤洗浴身体的种类更加繁多,如杜衡、甘松、泽兰、白芷、佩兰等芳香之品,洗浴以后使人行步生香;丹参、益母草、艾叶等活血通经之品,洗浴后使人气血流畅、面色红润;桃枝、蛇床子、地肤子、刺蒺藜、苦参等解毒止痒之品,能够祛除肌肤之毒,治疗疥癣、瘙痒等皮肤病。这些中药既可单独使用,又是"澡豆"的主要原料。

❷ 红花药装饰美容

殷商时期的甲骨文中就已有"疥""癣""疣"等皮肤疾病的文字记载,可见古人重视皮肤健康与外貌仪容。魏晋时期,文人雅士讲究修饰,注重容色,崇尚人的仪容容貌之美,人们用"日月""闪电""白玉"等这些自然发光发亮之物来评论仪容俊美之人,以此来衬托人物的美貌,象征着人的神意之光。仪容的俊美与声望、社会地位已经有着紧密的联系。

天生的容貌不能改变,但是古人运用有相应性能的植物、矿物起到修饰美容护肤作用。早在原始社会时期,人类已用动物脂肪来防冻护肤。早在《博物志》中就有记载,夏商周时期女性开始用铅粉、朱砂来涂面作妆。燕地所产的红蓝花叶捣碎成汁,做成美容品,命名为"燕支",后世逐渐演化成"燕脂""胭脂",从而有"涂脂擦粉"一说,即用红花做成的胭脂涂抹口唇,能收到"桃花妆"的美容装饰效果。

红蓝花,据考证就是中药红花。在古代红花是制作胭脂的主要染料。

《千金翼方》记载："面脂手膏，衣香藻豆，仕人贵胜，皆是所要。"唐代经济繁荣，人们对护肤美容香体的美容品需求很高。白居易有诗描绘红花染色织物做成红线毯；《齐民要术》和《本草纲目》中有用红花汁制取胭脂的记载。红花入药内服，则是活血祛瘀的常用药，有"破血""行血""和血""调血"之功，可用于妇科、产科的月经不调、闭经、痛经、产后恶露不尽等。又因其善于活血通脉，对于皮肤瘀斑、黄褐斑等，少服或煮水外搽，能使气血调和，面色、唇色自然红润，从而起到"以内养外"的美容效果。

❸ 白芷美白悦美容

《史记·佞幸列传》记载："惠孝时，郎、侍中皆冠鵔鸃，贝带，傅胭脂粉。"官员为了让仪容俊美，不仅佩戴漂亮的贝带，还擦胭脂粉美白。《博物志》亦载有"纣烧铅锡作粉"之说。"漆不厌墨，粉不厌白""肤如凝脂""肌肤若冰雪""肤白才貌美""一白遮百丑"，这些反映了从古至今人们对皮肤白皙的愿望。

一些带有白字名称和色泽发白的药物，如白芷、白术、白鲜皮、白附子、白茯苓、白僵蚕、白檀香、白蜜、白蜡等成为人们美白肌肤、容颜的常用品，认为使用此类药物后其色白之象就会转移到人体，能起到美白的功效。相传隋朝时期孙思邈为隋炀帝的宠妃在采集增白药材时，发现白芷、白附子、白僵蚕、白蔹四种药材制成"四白膏"，对皮肤有明显的增白疗效，甚得隋炀帝欣赏，被封为"药王"。历代涉及美容的洗面药、膏、脂美容方很多，其中出现频率最高的是白芷，如《御药院方》中的"御前洗面药""皇后洗面药"和《备急千金要方》中的"千金洗面药"、《本草纲目》中的"白芷敷面膏"、后世流传的"七白散"等都是将白芷作为美白润色药物使用的。

白芷，别名芳香、泽芬，因其根色白而芳香得名。《本草纲目·草部》记载："长肌肤，润泽颜色，可作面脂。"打粉质地滋润，外敷有润泽肌肤作用。一方面，白芷气味芳香，善于祛风燥湿止痒，可治皮肤湿疹瘙痒；另一方面，白芷善祛风而不燥，质地滑润，外用可以滋润皮肤；内服还能和利血脉，有祛斑润肤之功，可用治黄褐斑等面部色斑，确有美白之效。此外，白芷还能够排脓生肌，外用可治疗皮肤皲裂、疮疡。

古代礼仪要求君子内外皆修，人们通过对美好仪容的追求，也表达了对精神生活的追求。利用中药清洁身体、修饰仪容，是内在修养的外在表现，更是提高自身德行的约束手段。

第二节　仪表得体重规范

个体在礼节仪式中所展现出来的仪表与风范，代表着个人立身处世的态度和观念。"翩翩君子""玉树临风""彬彬有礼"，是儒家所讲的君子风度。"既服，习容，观玉声，乃出，揖私朝，辉如也，登车则有光矣"，穿好朝服，仪容得整，还需要练习上朝的仪表：通过玉佩鸣声来测度步履，然后才出门，与家臣们行揖礼作别，神采奕奕，上车时光彩照人。贵族官员上朝之前，先沐浴更衣、仪容洁净，之后仪表服饰打扮得体而进入状态。得体的服饰仪表，不仅仅是塑造自我形象，体现自我要求，也是尊重他人，体现礼仪的等级制度和阶层。

《诗经》歌颂鲁僖公"敬慎威仪，维民之则"，仪表举动威严恭谨，是人民效仿的法则，因而形成了良好的社会风气。《左传》记载，鲁襄公死后，继位的鲁昭公，居丧期间，身上所穿的孝服很脏。当时就有人预言，连一套衣服都穿不利落的他，将来一定也没有办法顺利的治理国家。果然，鲁昭公是个昏庸君王。孔子的弟子子贡去拜见朋友，没来得及修饰仪容，门口的守门人不认识他，觉得他不修边幅，不是主人的朋友。子贡意识到自己的仪表不得体，便到附近的马棚里修整，从而得以进门。这些史实记载都表明古人通过服饰仪表，评判一个人的生活情趣和人生态度，以此来彰显社会秩序，维持社会稳定。

❶ 药染服色敬礼制

礼将人按照不同的等级制度和上下尊卑来分层，服装配饰在一定程度上从属于礼仪制度的需求。"冠者，礼之始也"。服饰是社会等级的体现，是传统文化伦理的载体。服饰文化渗透在中国人的传统文化、审美情趣、道德风尚和社会制度中。从服饰形制到车马旌旗，从个人礼节规范到阶层礼仪都用仪式感来强调个人的参与性，并以此塑造个人价值与责任。

新石器时代遗址出土有麻和葛的织物残片，栽桑养蚕制丝织绸是"中国最具特色的文化形态"，再运用中药本身植物或矿物的颜色，为织物上色。使用的主要植物染料有：红色的茜草、红花、苏木；黄色的栀子、姜黄、黄柏；蓝色的菘蓝（靛蓝）；黑色的皂斗和乌柏等，经由媒染、拼色和套染等技术，变化出无穷的色彩。在染色技术发明之初，王公贵族们成为第一批穿戴上彩色服饰的人群，由此服色体现了明显的社会地位。儒家将青、赤、黄、白、黑五色，定为"正色"和"上色""正色贵"，把五色与"仁""德""善"相结合。同时，"衣服有制，宫室有度"，不同等级制度，所着衣服颜色有相应的区别。

从隋唐开始，黄色逐渐为帝王专用成为礼制规定。末代皇帝溥仪的回忆录里有这样的描述："每当回想起自己的童年，我脑子里便浮起一层黄色：琉璃瓦顶是黄的，轿子是黄的，椅垫子是黄的，衣服帽子的里面、腰上系的带子、吃饭喝茶的瓷制碗碟、包盖稀饭锅子的棉套、裹书的包袱皮、窗帘、马缰……无一不是黄的。这种独家占有的所谓明黄色，从小把唯我独尊的自我意识埋进了我的心底，给了我与众不同的'天性'。"溥仪退位后，有一次发现弟弟溥杰袖子里有明黄色，就斥责溥杰不应该用黄色。

中药黄柏便是古代的黄色染料。东晋医药家葛洪利用黄柏汁染色，制

药仪文化——中药与文化的交融

出了我国最早的染色纸：黄麻纸，而这也是皇帝诏书的御用纸张。宋祁在《宋景文公笔记》中记载："古人何须用黄纸？曰：蘗染之可用辟蟫。今台家诏勒用黄，故私家避不敢用。"可见，以黄柏作纸张染料除因其色泽更为美观外，还与其燥湿驱虫的功效有关。

然而，在某些特定礼仪场合下，如丧祭吊唁之礼，必须改素服，非但不可加饰，反而必须掩蔽原有的文饰，以示诚敬之精神。由此可见，古代礼制中，服装仪表外在的体现，在内涵上十分讲究，潜藏着社会规则与文化规范。

❷ 中药香囊佩服饰

上古时期人们就已经开始佩戴香囊，佩饰得体，有助仪表，还能彰显自己的高雅情趣；赠送香囊，是表情达意的信物；香囊被纳为服饰制度的一部分，称为"鞶［pán］囊"。鞶囊起源于周代，汉唐时盛行，因其盛放官印和绶带又称绶囊、傍囊。以其形制、用料、颜色等严格的等级规定以标示佩戴者的身份，成为地位的象征。

魏晋名士贵族，追求高雅，散发香味的香囊成为修饰仪表必不可少的配饰。据《独异志》记载，文武双全的谢玄年轻时就很喜欢佩戴香囊。到了宋代，香囊更成为人们日常生活的必需品，《老学庵笔记》记载："宗室戚里岁时入禁中，妇女上犊车，皆用二小鬟持香毬在旁，而袖中又自持两小香毬。车驰过，香烟如云，数里不绝，尘土皆香。"这里的香毬，就是香囊。香气浓烈，"数里不绝，尘土皆香"，宋人对香气的追求，达到如此境界。

《礼记》有关于香囊的记载，未成年男女早起洗漱后，佩戴香囊，向长辈请安问好。此时的香囊具备了礼仪功能。拜见长辈时佩戴香囊，内含香料，芳香辟秽，避免秽气触犯长辈，以示敬意。香囊还是古代男女爱情、婚姻的信物，借以表情达意的载体。在《红楼梦》里，香囊是宝玉、黛玉爱情的纽带，一旦黛玉发现自己送给宝玉的香囊被送给了别人后，就生气地将香囊剪破。同时，以芳香之性的药物填充香囊，具有疾病预防与治疗之功，"香者，气之正，正气盛则除邪辟秽也"。汉代，用丁香、百部等药物制成香囊悬挂在居室内，用来预防"传尸疰病"（类似于肺结核）；《备急千金要方》有佩"绎囊""避疫气，令人不染"的记载。

　　具有芳香之性的中药是香囊的主要成分，其中之一便是甘松。甘松，因其味甘而气香，故又名"香松""甘松香"。《本草纲目·草部》云："芳香能开脾郁，少加入脾胃药中，甚醒脾气。"《本草汇言·草部芳草类》云："甘松，醒脾畅胃之药也……其气芳香，入脾胃药中，大有扶脾顺气、开胃消食之功……治老人脾虚不食、久泻虚脱，温而不热，香而不燥，甘而不滞，至和至美。"甘松芳香行气，煮粥服食善于醒脾胃、理气郁、化湿气，适用于脘腹冷痛、纳食不香、肢体困重等。与其他芳香药物配伍，用于佩香或制成炷香、熏香，又可起到辟秽扶正、醒脾开胃、化湿去浊、醒神益智等作用。这些芳香中药多有"通经走络，开窍透骨"的作用，通过口鼻、肌肤、经穴，有助于气血循行，达到防治疾病的效果。

　　沁人心脾的香囊，是身份地位的象征、修饰仪表的必备、高雅情趣的体现，也是尊老敬长、表情达意的载体，还是芳香辟秽、防病治病之佳品。

❸ 药香怡人助仪表

　　《魏武帝文集》记载曹操曾写给诸葛亮的一封信："与诸葛亮书：今奉鸡舌香五斤，以表微意。"鸡舌香是何物？曹操为什么要送给诸葛亮呢？鸡舌香，据宋代沈括考究，就是丁香。据传，唐代著名诗人宋之问在武则天掌权时曾充任文学侍从，他自恃仪表堂堂、满腹诗文，但是武则天一直对他避而远之。他百思不得其解，写了一首诗呈给武则天以期得到重视，武则天读后对近臣说，宋卿哪方面都不错，就是不知道自己有口臭的毛病。宋之问听说后羞愧无比，从此之后，人们就经常看见他口含丁香以解其臭。果然，后来宋之问在武则天晚年官至尚书兼丞。口臭之患，让人自卑畏缩，风度受限，仪表有损。

丁香，由于其形状像钉子、香味强烈而得名。作为香料和药物，在我国有悠久的应用历史。丁香气味芳香，能祛腐降逆除秽气，可用于治疗胃病和口腔炎等引起的口臭。有人趣称丁香为"古代的口香糖"，在社交场合有助于仪容神色坦荡，仪表得以展现。

蔡质编写的《汉官仪》，记录了当时一项风雅的宫廷礼仪规定，尚书郎要"含鸡舌香伏奏事"。这说明，"口含丁香"已经成为一项宫廷礼仪制度，后来便衍变成了在朝为官、面君议政的一种象征。例如，唐代刘禹锡在诗中写道："新恩共理犬牙地，昨日同含鸡舌香。"诗的大意说，皇帝现在派我们来治理这种蛮荒之地，而昨天我们还曾一同在朝堂之上共事。因此，曹操送诸葛亮丁香，也是为了表达希望与之同朝共事的意愿。到明清之后，口含丁香避口气、增芳香，已成为朝臣和士大夫们的日常之事，文人雅士以丁香赠友，也成为常见礼节。

丁香为药食两用品，药用善于温中降逆、散寒止痛，用于胃寒引起的呕吐、呃逆、胃脘疼痛；食用可以调味增香。丁香、八角、小茴香、桂皮、花椒合称为"五香"，可以去腥解毒、增加食物清香，使人开胃进食、促进消化。其用于制作芳香食物，《遵生八笺》记载有丁香熟水、香茶、五香烧酒等，用丁香制成甜点饮料，不仅满足了饮食口腹之欲，也丰富了中国人雅致又奢侈的精神生活。

对体现容貌神色的仪容有要求，对服装配饰的仪表有讲究，体现了古人的审美、文化素养和人生态度；"修饰自身"不仅仅是外在形象的一种体现，更多表现在高洁的内在品性修养方面。仪容仪表得体，展现个人气质，符合个人社会地位，是礼仪文化和道德文化的一部分，是民族文化的象征，是民族的审美情趣、工艺技术、生活方式的结晶。

第三节　仪态礼节显高雅

　　仪容仪表修饰有整，立身处世的仪态礼节必须相应得体。仪态是周代礼仪中最高的要求，反映着人的所思所想，其他礼仪都可以有"表里不一"的程序，但是，谦恭之心便有谦恭之仪态，傲慢之心也必有傲慢之表现，仪态是不能够作假的。

　　《礼记》对于天子的言行举止有要求，要求天子在朝廷上讲究仁圣礼义之序，退朝闲居聆听《雅》《颂》正音，居处有一定的礼节、进退有一定的法度，所任百官方可各得其宜，所做万事皆能各得其序。传统礼仪文化对个人言行举止的要求，体现了文明区别于野蛮的精神标识。礼仪要表现为一系列的文雅的礼节动作，即所谓"恭敬撙［zǔn］节退让"，人之为人，在于人能有端庄优雅的仪态礼节。

　　令言善行，是指君子的内在品质与仪态礼节兼修并养、表里统一，从而达到修身、养性、治国、平天下之目的。梅兰竹菊是花木中的"四君子"，影响着人们的立身处世，而在中药世界中也有一首与四君子之名相关的千古名方——四君子汤。该方由人参、茯苓、白术、甘草组成，这四味中药以其中和之性而达益气健脾、培土和中的功效，温而不燥，补而不峻，正合儒家对"君子"不偏不倚、从容和缓、正身立德的品质要求，故得"君子"之称。同样，还有一些中药，秉承"君子"之性，展现着处逆境而不失志、清高优雅、有礼有节的凛凛风姿。

❶ 栀子优雅展仪态

　　史书记载，唐代永福公主许婚士族，但公主任性骄纵，用餐时在盛怒中折断筷子，因而被唐宣宗勒令停嫁，而以性情温顺、熟谙礼节的广德公主代替。古人重视外在仪态与内在性情的统一，强调在为人处事中个人的言行举止要符合"进退可度，周旋可则，容止可观，做事可法，德行可象，声气可乐，动作有文，言语有章"的要求，展现端庄优雅的仪态。

"君子戒慎，不失色于人"，古代有专门的职官"保氏"负责传授仪态、辞令、揖让之学。《礼记》有"君子九容"的记载："足容重，手容恭，目容端，口容止，声容静，头容直，气容肃，立容德，色容庄"。礼仪场合，坐立行走都要遵循相应的礼法要求，个人周旋揖让、进退徐疾的仪态表现，是个人立足社会的关键，是礼仪秩序的保障。

中药中也有这样一味仪态优雅的药物——栀子。栀子是常绿灌木，经历风霜寒冬而叶不改色，栀子花从冬天开始孕育花苞，至夏季绽放，以素雅之花静立于炎夏。"何如炎炎天，挺此冰雪姿。松柏有至性，岂必岁寒时"。其花香清雅，佛家打坐，静思冥想、明心见性时所参照观想的，是栀子花的香气。栀子花姿态优雅，颇受文人喜爱，陆游《二友》诗即以水栀子、石菖蒲为"二友"。"水盆栀子幽芳"，文人雅士精心培植水栀子，在文房中散发着幽姿雅韵。

栀子果实入药，苦寒清降，对于火热病邪扰心而心烦不宁，栀子善于清热泻火、除烦安神，还能清热利湿、凉血解毒。栀子祛邪，并非直接对抗，而是通过利尿作用，"给邪以出路"，将湿热毒邪排出体外。

"林兰擅孤芳，性与凡木异，不受霜霰侵，自足中和气"的栀子不畏风霜严寒，不惧湿热毒邪，素雅伫立，抚慰心灵；直面邪气、除烦安神，给邪出路、进退有节，周旋揖让而不失力度，不疾不徐而仪态优雅。栀子的品格，折射出了中药对抗病邪的智慧和文化底蕴。

❷ 石斛幽香仪态美

"君子服其服则文以君子之容，有其容则文以君子之辞，遂其辞则实以君子之德"，君子的仪容、服饰、言辞、品德是一以贯之、相辅相成的。仪容仪表得体，仪态端庄优雅、从容不迫，内在品德由此得以充实彰显。

在众多本草中，有这样一味幽居林中的"仙草"——石斛。石斛茎枝亭亭玉立、花朵典雅别致，极具观赏价值；同时具有极高的药用价值，是传统的名贵中药材。

石斛是兰科植物，因生长于深山老林的悬崖峭壁，而有"林兰、杜兰、禁生"之名；其以石为名则是缘于它独特的生长方式——"不藉水土，缘石而生"。这种特殊的生长环境与习性，使之能汲取天地间的精华之气而拥有其不可替代的养阴之功，李时珍为此将石斛名之"千年润"，而有"养阴圣品"之称。铁皮石斛生于深林悬崖峭壁之石峰，如同君子之兰生于幽幽空谷之中；其益阴养身之功犹如兰花之陶冶情操、净化心灵。故而从古至今，作为药中之兰的石斛始终是人们养生的不二之选。

行为举止是内心德行的外化，举止不端也会损伤于德；从容优雅，方能彰显彬彬有礼的君子风度。幽雅清净、养阴补虚的特性，是石斛独特的品格，展现了生于逆境而不退缩的仪态风范，中药的特性与礼仪文化调和交融、互相作用，使中华民族的传统文化展现出强大的生命力和创造力。

❸ 竹节坚贞守仪态

"水火有气而无生，草木有生而无知，禽兽有知而无义，人有气、有生、有知，亦且有义，故最为天下贵也。""义"与"仪"相通，"礼"与"义"同源，礼义精神是传统礼仪文化的核心，是中国人崇高道德的表现。"明礼"从广义来说，是文明有礼；从狭义来说，作为待人接物的表现，谓"礼义"，是个人对自己为人处世的具体要求，是中华民族孝悌忠信礼义廉耻的道德信仰。

有学者认为，华夏文化就是"竹的文化"，英国科学史家李约瑟博士也认为中华文明是"竹子的文明"。《礼记·礼器》关于"竹"的描写赋予竹以人的品格，将竹引入礼仪伦理范畴："礼释回，增美质，措则正，施则行。其在人也，如竹箭之有筠也，如松柏之有心也。"竹，生而有节，身形挺拔，质地坚韧，"未出土时先有节"，又能"玉碎不改白，竹焚不毁节"。竹节始终伴随着竹的生命而存在，竹也成为礼义气节的象征。

光照充足、湿润的生长环境赋予了竹甘润清寒的药性特点，具有利水之功。更为可贵的是，竹从里到外、从上到下，一身是药：竹花、竹叶、竹茹、竹沥、天竺黄，都是常用中药，且各具特点而应用广泛。竹叶，善治心火移热小肠的心烦失眠、口舌生疮、小便淋漓涩痛病证。竹经火炙烤而流出的澄清的液体，便是竹沥，亦称"汗青"，具有清热化痰、定惊利窍的作用，用于痰热咳喘与癫狂痴呆。在此基础上干燥而成的天竺黄，善于清热化痰、清心定惊，主要用于痰热引起的精神障碍性病证，如癫狂、惊风、神昏等。

竹文化所代表的坚贞挺拔的特质，竹入药所体现的一身是药、厚德忠贞的品格，清热除痰、清心安神的功用以除暴安良，展现其气节。因而人们爱竹、敬竹、咏竹，不单是实用的需要、文艺的寄情，更是立身处世的礼仪榜样、治病祛邪的坚贞卫士。

"礼也者，理也"，礼仪文化的内涵，符合万物之理，涉及个人与客观世界的相处，是个人立身处世中自处和与人相处的规则和仪式。"君子博学于文，约之以礼"，个人对自己仪容仪表的规范，仪态礼节的约束，行为品格的礼仪要求，借中药芳香清洁、祛疫防病的功效，得到升华；而中药的生长习性、功能特点和治病智慧，也在各种礼仪规范中得到了推广和传承；最终通过这些潜移默化的熏陶感染，中华民族的道德信仰得以确立。

第三章　饮食礼仪

礼仪文化渗透于人的饮食起居。古代的冠礼、婚礼、丧礼、祭礼、乡饮酒和乡射礼、相见礼等种种礼仪活动都与饮食活动密切相关。"夫礼之初，始诸饮食"，饮食礼仪被视作各种礼仪的渊薮。从茹毛饮血到取火烹饪，从柴米油盐到飨［xiǎng］燕之礼[①]，从食具礼器到餐桌礼仪，传统饮食礼仪文化体现了古代中国人尊天敬祖、尊老敬贤的礼仪精神，顺应自然、协调平衡的生活智慧。

"礼终乃宴"，礼仪仪式都有宴饮场面的出现。据《周礼》嘉礼的顺序，饮食之礼为嘉礼第一。"以飨燕之礼，亲四方之宾客"，飨燕饮食礼仪，是古代宴饮宾客之礼，包括帝王君主宴饮群臣、国宾，诸侯之间宴请等。在宴饮过程中，君臣之间不仅"左右秩秩"，而且"温温其恭"，人人有礼有节，尽显君子风范。

食物和药物的起源不可分割，神农尝百草的传说生动地说明了上古时期人们对食物和药物的认知和药食同源的形成过程。相传商代伊尹善于烹饪，精通医学，深谙养生之道。他发明了用以调和五味的汤羹火烧水煮法，创制了"紫苏鱼片"，这也是最早应用中药紫苏制作的药膳。不但如

---

① "燕"通"宴"，即宴饮之礼。《周礼》："以飨燕之礼，亲四方之宾客。"燕飨之礼，是古时王室以酒肉款待宾客之礼，飨礼在太庙举行，虽设酒肉，但并不真的吃喝，而重在仪式，用以明君臣之意、贵贱等差；燕礼在寝宫举行，烹狗而食，主宾献酒行礼之后即可开怀畅饮。

此，伊尹还"负鼎俎^①［zǔ］，以滋味说汤，致于王道"，他背着锅拿着砧板去见成汤王，凭借烹调之术重视调和与讲究滋味的特点，借机进言，劝说成汤王实行王道，正可谓"治大国，若烹小鲜"。因此，在飨燕饮食礼仪中，体现了礼仪文化对天地君臣长幼社会等级制度的规范，觥筹交错中展现了个人的礼容礼节；也体现了药食同源，五味调和中所蕴含的丰富的养生智慧。

第一节　智者乐水药之源

水不但是生命之源，而且也是文明的源泉。诺亚方舟、女娲补天、大禹治水、精卫填海、雨师与龙神、波塞冬与人鱼，这些我们耳熟能详的故事背后，是水对人类文明无声滋润的体现。

中国的传统农业生产与岁时节令紧密相连，农历二十四节气中的立春、春分、谷雨、小满等节气同样与水密切相关。民以食为天，在农耕社会，任何农耕活动都离不开岁时节令的变化，其中与水的关系最为密切，缺水洪涝都会直接影响农业活动，影响人们的生存和生活。因此，古人历来重视于水。人们亲近水、敬畏水、珍惜水，并将其表达在日常生活的礼仪规范和中医药体系之中，形成独特的以水为纽带的礼仪文化和中药文化。由水文化还延伸形成并影响了中华民族特有的酒文化、茶文化等影响深远的饮食礼仪文化。

❶ 水利万物载礼仪

由于水在人类生命活动中的重要性，因此逐步形成了以水为中心的礼仪文化，包括因敬畏水而形成的祭祀性风俗礼仪，人们把水不断神化，形

---

① 俎：古代祭祀时盛肉的。

成各种水神，在日常尤其是水旱灾害发生时便会祭祀、祈佑；因亲近水而形成的情感性风俗礼仪；因利用水而形成的实用性风俗礼仪；因不同水环境而形成的区域性风俗礼仪；因不同民族风尚而形成的民族性水俗礼仪等。

水是组方用药的重要部分，发挥十分重要的功用。《内经》有一首调和阴阳、治疗失眠的半夏秫米汤，对煎煮用水有"其汤方以流水千里以外者八升，扬之万遍，取其清五升"的描述，要求煎煮时用流经千里的水，搅和扬动万遍，待澄清后取五升，经过这样处理的水煮成的汤剂，可以起到疏通经络、调和阴阳的功效。汉代医家张仲景根据病情之缓急轻重，药物之性属，水味之甘淡咸苦，性之刚柔缓急，巧妙地选择煮药用水，以便提高药物疗效。

《本草纲目》立"水"为百药之首，对各种水分门别类且提出"水疗"，更加证明了水不单单是溶解药物有效成分的媒介，水亦为药。《本草蒙筌·石部》记载其"味甘辛咸淡自殊，性动静缓急亦异。用烹药饵，各有所宜。"《本草纲目·水部》共有42条，部分条目下又分成不同的细条目。水部均属自然之水，根据来源、季节、环境等的不同，大致又可分为天降之水、大地之水和加工之水三类。功效方面，其具有补益、除烦止渴、清热、解毒、明目等作用。

"上善若水，水利万物而不争，处众人之所恶，故几于道"，水作为传统本草的一部分，不仅用于煎煮中药以发挥作用，而且不同来源、不同特质的水本来就具有不同的性味，影响人的生理病理，发挥特定的效用。生命依存、社会发展、文明进步、医药延续，水之为用，至关重要。

❷ 医源于酒尊长贤

《说文解字·酉部》云："醴［lǐ］，酒一宿孰也。"（醴，酒酿一夜就成熟了），本意指甜酒。王国维在《释礼》中指出："醴礼二字，本是一字，同做豊［lǐ］。"其说明酒和礼之间有着密切的关系。礼，事神致福也，人类最早的礼仪是祭祀礼仪，用于祭天祈雨，祈求风调雨顺、国泰民安，三跪九叩之后将酒洒于地面，表示祭祀完成。"无酒不成礼"，不论天子贵族，还是百姓人家，只有用酒（醴）招待了客人才算是符合礼仪，否则就是无礼了。青铜制作的饮酒器属于礼器，使用时有严格的尊卑之分。在宗庙举行祭祀，因祭祀者身份、地位的不同，所持的饮酒器也不一样。可见，酒在仪式中不单纯是一个完成各类仪式的物品，更是不可或缺的礼仪文化。

周代礼仪，有冠，昏（婚）、丧、祭、乡、射、聘、朝八种，每种礼的仪式都有酒贯其中。例如，男子举行冠礼，表示已成年，《仪礼》记载在冠礼活动中"嫡子醮用醴，庶子则用酒"，不同社会地位用酒不同，在当时已有了明文规定，还规定了严格和具体的饮酒礼仪细节：只有在重大的庆典或祭祀、行礼之时才可饮酒，饮酒之时先天地鬼神，后按长幼尊卑顺位；对酒具的陈列和使用、饮酒的种类、饮酒的爵数等，均有详细的规范来加以约束，由专设的酒官来监督大家的饮酒行为，以使其符合礼仪。饮酒之礼体现了尊长孝悌的观念。

"酒，百药之长"。"医"字古代作"醫"，《说文解字·酉部》解释："醫，治病工也。殹，恶姿也；醫之性然。得酒而使，从酉……酒所以治病也。《周禮》有醫酒。"用酒辅助治病，医源于酒，"醫"的产生是酒在传统中医中地位的体现。以酒治病在甲骨文中已有记载："鬯［chàng］其酒""鬯酒"可能是当时王室的占卜用酒，以中药郁金与酒合酿而成，是一种芳香药酒。《内经》中提到汤液醪醴治疗疾病，醪、醴都是酒类。

在重大的节庆时日宴饮中，酒既是礼仪的载体，又有具体的祛疫防病功效。新年的屠苏酒，上巳节的曲水流觞［shāng］①，端午节的菖蒲酒、雄黄酒，重阳节的菊花酒、茱萸酒等。以酒入方，酒入汤剂煎煮，以酒调服、送服方药或以酒调外用敷贴，能够起到引药入经、行运药势、活血通

---

① 觞：酒杯。

经止痛、温经散寒祛湿等目的。《伤寒论》瓜蒌薤白白酒汤以酒入药，散寒通阳宣痹；治疗跌打损伤的七厘散需以酒调之后内服或外敷患处，以助活血通经止痛之力。真正体现了"酒为百药之长"的特性，也展示了酒文化与医药文化的有机融合。

❸ 以茶待客明礼节

"茶"作为礼仪的使者，千百年来为人们所重视。上达国家间外交的礼仪活动，下至人与人之间的交往，茶见证了人们日常生活密切相关的礼俗礼仪活动。献茶有礼，最早见于三国两晋时期，孙皓"以茶代酒"，陆纳"以茶待客"，以茶为礼，王侯将相、文人百姓，都通过茶来传达自身希望和谐的愿望，人们用赠茶、敬茶等形式进行思想的沟通与交流，实现和谐氛围的创造和彼此之间情谊的加深，逐步形成了独具特色的茶礼文化。

立夏喝新茶，唐已有之。文成公主入藏时，按照本民族的礼节，带去了陶器、纸、酒、茶等物品作嫁妆。如今在藏北草原，仍然流传着文成公主把团饼茶带入西藏，并教会藏族妇女碾茶煮茶的传说。茶在婚礼中是纯洁、坚定、多子多福的象征。茶树只能以种子萌芽成株，而不能移植，历代都将茶视为"坚贞不移"的象征。因茶性最洁，可示爱情冰清玉洁；茶不移本，可示爱情坚贞不移；茶树多籽，可象征子孙绵延繁盛；茶树又四季常青，以茶行聘寓意爱情永世常青，祝福新人相敬如宾、白头偕老。世代流传民间男女订婚，要以茶为礼，茶礼成为男女之间确立婚姻关系的重要形式。"茶"成了男子向女子求婚的聘礼，称"下茶""定茶"，而女方受聘茶礼，则称"受茶""吃茶"，即成为合法婚姻。

开门七件事，柴米油盐酱醋茶。自古以来茶在中国百姓的日常生活中占据着非常重要的地位。古人认为茶有十德：以茶散郁气，以茶驱睡气，以茶养生气，以茶除病气，以茶利礼仁，以茶表敬意，以茶尝滋味，以茶养身体，以茶可行道，以茶可雅志。

"神农尝百草，一日遇七十二毒，得茶（荼通茶）乃解"，茶的药用历史悠久。诸药为各病之药，茶为万病之药。《本草纲目·果部》云："茶苦而寒，阴中之阴，沉也降也，最能降火。火为百病，火降则上清矣……心肺脾胃之火多盛，故与茶相宜。"茶不单直接食用来治病，西北地区的八宝茶以茶叶为底，掺以玫瑰花、枸杞子、红枣、核桃仁、桂圆肉等当地特色药材，具有消食解腻、甘润滋养的作用，十分适合于以食牛羊肉的西北人氏；两广地区炎热潮湿，当地人常以夏枯草、葛根、金银花、菊花等中药材煎水以清热利湿、生津止渴，由于其口感较好，亦以茶相称，这便是凉茶，如今更是成为一种饮品，受到社会民众欢迎。同时，利用茶的性质又可发挥药引的效用。《太平惠民和剂局方》中载有川芎茶调散一方，方中以清茶作为基底，送服川芎、荆芥、细辛、白芷等药。《医林纂要》曰："茶叶甘苦寒，轻清上浮，能升清阳于上，而降浊阴于下，聪明耳目，开爽精神，虽非风药，而能助诸药，以散风除热，清头目。"该方以茶送服，乃取茶轻清上浮之性、助诸祛风止痛之药，疏散风热，清利头目，治疗外感风邪所出现的头痛、头目不清。

与酒一样，茶贯穿应用于人生各阶段的礼仪活动和日常生活的每一个角落。茶的饮用与药用互相渗透体现，以茶养身、以茶养心，是其以水为载体的医药功效与礼仪礼制应用的结合，体现了物性实质与精神神韵的完美结合，其中体现的礼仪规范、道德伦理，是中国人精神生活中一道亮丽的风景线，是传统礼仪文化中一颗璀璨夺目的明珠。

第二节　饮食五谷为敬奉

礼，最初产生于人们的饮食活动。古人把黍米、小猪放在火上烧熟、捧起地上的水，用土块敲击土鼓作乐，试图用这种简陋的方式向鬼神表示敬意，从而得到神的庇护和赐福，由此产生了最原始的祭祀礼仪。饮食不供，神灵不安，必然降灾，饮食因此成为人神交接的神圣物。不仅如此，饮食还被用来代表神的意志，用以预知未来，判断行止，祈福祛灾。祭祀、神供、占卜、祈福，构成了饮食信仰，成为把握自然神秘的心理手段，延续几千年。

五谷是各种食物中最重要的部分，一日三餐中不可缺少，也最能滋养人体。"春荐韭，夏荐麦，秋荐黍，冬荐稻"，老百姓在供奉先人时以时令物品为主，不同时节需供奉韭菜、新麦饭、新黍米饭、新稻米饭等最新鲜的食材以示恭敬诚意。人们用"五谷丰登"来祝愿国泰民安；腊八节的"腊八粥"、元宵节的"汤圆"、清明节的"青团"、端午节的"粽子"、春节的"饺子"、立春的"春饼"、庆祝生日的"长寿面"，是五谷在礼俗活动中滋养身体、防病祛疫、祈福避灾的应用形式。

❶ 五谷丰登献礼仪

我国人民历来以谷物为主食，并用谷物供奉"土地公公""灶神"，祈求来年五谷丰登；用稻草、谷草等编成"五谷粮囤"，用以祭祀亡灵。小暑节气，有"食新"习俗，将新收的粮食蒸成馒头等，供奉祖先；五谷生产季节，有插秧节、收获节、"稻神祭"等，是对幸福生活的期望。

粳米作为食物至少有两千多年的历史。据记载，最早的种稻人是长江中下游的中国先民。粳米不仅仅是饱食之物，其药用价值也不容忽视。《滇南本草·粳粟米》载其："治一切诸虚百损，补中益气，强筋壮骨，生津，明目，长智。"可见，粳米有补益脾胃之功效，能化生水谷精微，用于治疗、调养脾胃虚弱、脾胃不和的病证。在治疗温热病热在气分，有壮热烦渴、大汗、恶热、脉洪大等症状时，白虎汤中应用粳米与甘草，和胃安中，并可避免寒凉药剂伤胃之弊。在日常生活中，用来酿酒、做糖、粥、糕点等，既能满足口腹之欲，又能调养身体；在礼仪活动中也是不可或缺的常用品。北京朝阳门附近的南新仓，从元代起，就是皇家藏米之地，其中有仓神庙、土地祠、关帝庙，为祭祀之用；在各种礼仪活动中出现的酿酒、腊八粥、米糕等，为祈求庇佑的供奉之品。

丰收之年，五谷丰登，堆成粮仓，酒醴祭祀，祈求福禄；而粳米和胃补益，人民身体康健，民族得以昌盛繁衍。

❷ 五谷生芽崇自然

五谷是植物的种子，吸收天地万物之精华，顺应春季生发之气发芽，又历经夏、秋、冬的长、化、收、藏，而具四季天地自然之气。由此，五谷作为成熟果实浓缩了植株一生的精华，蕴含旺盛的生命力。

中药的谷芽、麦芽、稻芽分别是粟、大麦、稻的成熟果实经发芽而得，是中国人农耕文化中的生活智慧在饮食和医药中的应用体现。稻麦粟吸收天地精华而生，依赖土壤而长，禀冲和敦厚之土气，相应作用于人的中焦脾土，促进脾胃运化；因其产地不同，特性亦有差异："以黍稷生于刚土而性刚，长于补脾；稻生于湿土而性柔，长于补胃"；因其药用部位为芽，"凡麦、谷、大豆浸之发芽，皆得生升之气，达肝以制化脾土""麦蘖[niè]……其发生之气，又能助胃气上升，行阳道而资健运，故主开胃补脾"，具有植物"芽"的生物特性，能赞化中土，升发脾胃，蕴发活泼生机的特性，而具有增进食欲、促进消化的作用，是消食和中、健脾开胃的常用中药，善于消除米面薯芋等淀粉类的饮食积滞。从中，又可发现中医学所讲的进食水谷与服药相同，强调常人或病人的饮食因人、因地、因时等有所不同而应具有针对性，需要"辨证用膳"。

甲骨文记载了商人利用发芽的粟黍、大麦或小麦，即谷、麦、稻芽作为酿酒的主要材料，就是所谓的蘖[niè]法酿醴，以谷芽酒为饮料的飨燕礼仪也从此形成。作为消食药，谷、麦、稻芽，甘平而不燥，消化中有生气，平淡中建奇功；谷芽酒的制作和饮用，也促进了飨燕礼仪和社会阶

---

① 蘖：芽。

级的产生与发展。这正是中国人遵循自然规律、"合于天时"的礼仪观与中医治病理念结合的智慧结晶。

❸ 五谷酱香重礼仪

作为重要的粮食作物，中国是大豆的原产地，也是最早驯化和种植大豆的国家。"韩地险恶，山居、五谷所生，非麦而豆。民之所食，大抵豆饭藿羹""盖大豆保岁易得，可以备凶年"，不但指出了豆的主要生长环境，也强调了豆的生活应用。古人也认识到豆虽然可作食物食用，但不可多食，所谓的"豆多食，令人身重"，这与豆类不易消化、易胀气、口感较差有关，不适合当作主食使用。由此，古人以他们的聪颖智慧，将豆与麦类混合，改变了大豆的形式，发酵制备了大酱、酱油、豆豉等日常生活中重要的调味品，而这些调味品不但成为烹饪的中药佐料，而且也成为礼仪活动中的常用品。

酱是一种重要的调味品。在韩剧《大长今》中描写到，人们认为大酱变味预示着国家面临灾祸，大酱味道的稳定被认为是国家稳定的象征。"酱，八珍主人也"，古人把酱看作是调味的统帅。酱"能制食物之毒，如将之平暴恶也"。在先秦时期，酱是比较奢侈的调味品，寻常百姓不能随便享用，只有在宴请贵宾等一些重要场合时，才配备酱。同时十分讲究酱与食物的搭配，吃什么食物配什么酱。对此，《礼记》有明确的记载：在煮鱼时，要加入鱼子酱；吃肉干时，配蚁酱；吃肉羹时，配兔肉酱；吃鱼切片时，配以芥子酱。因而孔子有言："不得其酱，不食。"配的酱不对，那就不吃，是对饮食礼仪的严守。

酱也常用于敬老、尊老的礼仪中。周礼对敬奉老人酱食的规定，是孝亲养老的体现。"以酱明养老""酱宜凉"，酱食的选用以老人适口为标准。荀子曾为此感慨："吾观于乡而知王道之易易也。"给老人用酱食都如此细致，以酱事亲尊老，用酱合乎仪节，那么实现王道就很容易。唐人柳玭在其家戒中说："孝悌忠信乃食之醢〔hǎi〕酱，岂可一日无哉。"其把孝悌忠信比作酱。

作为调味品，酱具有调味提鲜的作用，是先民于农事中体会到的人与自然间的默契与神会在烹调与饮食活动中的转化与感悟。《本草纲目》全面论述了有关古代酱的认识：包括酱油的加工方法，大豆酱、小豆酱、豌豆酱、豉酱、甜面酱、小麦面酱、大麦酱等的生产技术，以及酱的性味、功效等各方面的内容。其中尤以原料豆豉最富药效。

豆豉的药效主要与其发酵加工方式有关。《事林广记·造咸豉法》云："每四升用盐一斤，姜半斤薄切，仍用橘皮、紫苏、花椒、莳萝、杏仁、桂皮、丁香、藿香同到作盐汤候温拌匀入瓮，上面水深一寸，以叶盖封口，晒一月方好。"在大豆发酵前，须以生姜、紫苏、桂皮、藿香等煎水拌合。这些药物皆性质温热，其中紫苏、藿香、生姜等又具有发散风寒作用。因此，大豆发酵后也继承了这些药物的温热与发散之性，故药用时则可代替麻黄、紫苏等发汗峻猛的药物，用于一些风寒轻证或是年老体虚风寒表证的治疗。此外，根据需要豆豉的制作也可会用到其他药物拌合，如拌合时使用桑叶、青蒿，不加入盐调味，所得豆豉则为目前以药用为主的淡豆豉。由于桑叶、青蒿为寒凉之性，淡豆豉其性转凉，具有解表除烦的作用，用于热病后虚烦不寐，如张仲景的栀子豉汤。

"食谷者慧"，五谷在各种礼俗活动中标志着尊老敬上、明确等级地位；祈福祭祀，寻求生活富足；调养身体，防病祛邪，守护健康。中国人遵循天时、合乎地理、效法自然的饮食药用智慧在礼仪活动中的体现、在时空变化中，形成了别具一格的文化气质，推动着人类文明的历史进程。

第三节　五辛迎新应时节

在元旦和立春时节常有着以"五辛菜""五辛盘"以迎新年新春的礼

俗，如"唐岁时节物，元日则有屠苏酒、五辛盘、咬牙饧""一岁忽已周，五辛贵相佐"。那么何谓辛菜？为什么元旦、立春之际又要吃五辛盘呢？

辛菜主要是指葱、蒜、韭、蓼蒿、芥这五种蔬菜。由于"辛"与"新"同音，故以"辛"意在表示新年之意；同时，辛味蔬菜善于发散，散发外邪而发挥防病功效。新春正月，季节交替，寒邪侵袭，容易感冒，用五辛来发散疏通脏腑之气，发散表汗，可以起到预防时疫流感的作用。因此。吃五辛盘的礼仪反映了古人对新年迎新的祝福，也是对健康的追求和寄托，有助益阳气、通顺阳气、发散寒气等功效。

❶ 韭菜益阳喜迎新

唐代有"荐新"礼仪，人们以新收成五谷或时新蔬果祭祀祖先，供奉宗庙社稷，如尚未祭献，则不敢食新。"春荐韭"，春日用韭菜祭祀供奉。"青蒿黄韭试春盘""唐人于立春日作春饼，以春蒿、黄韭、蓼芽包之"，立春日，不论春饼、春卷、韭菜盒子，内陷都有韭菜，有"咬春""尝春"之意。大年初一第一餐，北方家庭要吃韭菜饺子，辞旧迎新，希望长久美好。韭菜"剪而复生"，用之祭祖，祈求祖先护佑子孙昌盛。

韭菜，别名草钟乳、起阳草、懒人菜、长生韭、壮阳草等，可以炒、拌，做配料、做馅等，色、香、味俱佳。"春食则香"，春韭顺应春季升发之气，能助阳散寒，疏散肝气，具有防病治病之效。因此，春食韭菜不但味道鲜美可口，而且具有较高的药用价值。马王堆汉墓出土的医简中，就曾经提到韭菜具有延年益寿的功效。药用多用韭子，韭子辛甘性温，有温补肝肾、壮阳固精之功，适用于肝肾亏虚、腰膝酸痛、阳痿遗精、遗尿、尿频等证。

❷ 薤白通阳祛寒邪

《素问·藏气法时论》云："五菜为充。"其中的五菜指的是葵、韭、薤、藿、葱。宋代张耒有诗："薤实菜中芝，仙圣之所嗜。轻身强骨干，却老卫正气。"这"菜中灵芝",就是薤,也叫藠头、小根蒜。有独特的葱蒜味,作为蔬菜,具有白净透明、皮软肉糯、脆嫩无渣、香气浓郁的特点,是春天特有的一种野菜,被视为佐餐佳品。

三月三,古称上巳节。此时正值春暖花开、万物复苏的时节。古时候,三月三日这一天被认为是孤魂野鬼游荡活跃、急于投胎阳间的一天,也叫"鬼节",有"三月三,鬼门关"的说法。因而,在江苏、安徽等地,有吃"小蒜粑"的习俗。小蒜,就是小根蒜,其味辛,性温,能散寒杀虫、辟邪祛疫。用小根蒜,配籼米粉和腊肉丁做成粑,也叫"打鬼粑"。人们通过吃粑的仪式来"粑魂",好让魂魄不离身,并在当晚焚烧纸钱,供粑祭祀,希望可以祛邪逐鬼,消灾免难。

薤白,是小根蒜的鳞茎。据《汉书》记载,汉末兵乱,疫病流行。太守龚遂劝民众大种葱薤,以防治疾病,还有规定"人一口,种五十本葱,一畦韭,百本薤。"对于泄泻痢疾、里急后重者,薤白善于行胃肠气滞,有止泻止痢之功。又薤白善于散阴寒,通胸阳之结滞,是治疗胸阳不振所致"胸痹"心痛的要药。《伤寒论》有瓜蒌薤白白酒汤、瓜蒌薤白半夏汤、枳实薤白桂枝汤治疗胸痹,都是"薤白滑利,善通阳气"的特性功效体现,寒邪散去,心阳得通。

❸ 大葱发散和事功

葱的香味,是以调味为中心的中式烹饪的特色,"无葱不出香""无葱难烧鱼",用香葱来调味,基本适用于所有菜肴,所以葱又被称为"和事草"。齐鲁人有生食大葱的饮食习俗,大葱蘸酱、煎饼卷大葱、葱烧海参亦是齐鲁饮食的代表,给人留下深刻印象。《礼记》记载:"脍,春用葱。"有文献记载,宋代贵族生活奢侈,厨房中有专门准备葱丝的人,足见葱在烹调中调味的重要地位。

葱用于烹饪,可以增香调味、去腥除膻。作为药用,葱善于发散通气,"葱,辛能发散,能解肌,能通上下阳气",外感风寒初起时,葱须、葱白煮水，能够发散风寒。《得配本草》记载有类似冻疮的"寒疮"病证，用葱、韭拌鸡鱼肉吃，"食之自愈"。葱的鳞茎，即葱白，辛温升散，具有发汗解表、散寒通阳作用，善于宣通阳气，能令阳气上下顺接、内外通畅。寒邪阻滞，膀胱气化不利，引起小便不通畅时，葱白即能温散寒凝，通阳行气，内服、外敷肚脐均可起效。

在祭祀等礼仪活动之前，需进行斋戒，以示虔诚庄重。韭、薤白、葱等五辛之物，以其善于通阳发散，食用后会扰人心性，让人内心不清净，因而历来被视为禁忌需要禁食，即为"非礼勿食"，也被佛教、道教修行之人视为饮食禁忌。掌握食材药材的特性，有所"食"，有所"不食"，是中药功效特性在饮食礼仪中的体现，也是饮食礼仪的智慧所在。

"三世长者知被服，五世长者知饮食"，吃饭、穿衣需三五代的积累，才能知晓。古人重视饮食的礼仪，形成了独具特色的中国饮食文化，在中国周边一些国家和地区中，至今还保留着中国部分古代食制的遗风，足见中国古代饮食文化对世界文明的积极影响。"医不三世，不服其药"，对医道没有系统而透彻的研究，就不是可靠的中医。药食同源，了解饮食与健康的关系，遵循自然规律；了解中药的特性，在特定场合扬长避短、有所禁忌，是中国人饮食礼仪的敬畏之心。饮食中药与饮食礼仪文化相辅相成，使中国饮食文化大放光彩，在世界文化中独树一帜。

第四章　礼物辞令

礼仪文化表现于礼尚往来的社交中。"礼者，敬人也"，与人交往，要自尊律己，仪态得体；更要尊重别人，"不以贽（zhì），不敢见尊者"。《仪礼》中，士与士初次见面，一定要带"贽"，就是表达敬意的见面礼，不带着礼物，就不能去见自己尊敬的人。以礼敬人，把内心的诚敬用恰当的礼仪表达出来。社交礼仪的核心是为了增进彼此的情谊，而礼物则是交际的媒介。通过自谦的方式来表达对他人的敬意，礼仪变成表现情感的形式，仪节虽有琐碎，但却散发出典雅的气息。中华礼仪中的遣词用语，言简意赅，内涵深沉，字字珠玑，朗朗上口，经过千年锤炼而成，赏心悦目，儒雅可亲。

古人送礼物，不是追求贵重，而是以物寄情，用富含隐喻的物品表情达意。《仪礼》中，士相见用的礼物是雉，即野鸡。因为野鸡被抓时，没有委曲求全，会迅速自杀，所以很难抓到活的野鸡。用雉作为见面礼，是借此表达坚贞守节的精神。婚嫁礼中，男方去女方家提亲，带去的礼物是雁。因为大雁是候鸟，秋天南飞，群飞时长幼有序，也象征比翼齐飞、生死相许等忠贞的感情。用雁作为议婚的礼物，寄托了夫妻和谐、婚姻美满的愿望。"君子比德于玉"，玉器色泽温润、质地坚硬，象征仁义诚信，君子佩玉赠玉，是对美好品德的向往。

中药因其特定的形态、名称、功用，在人际交往中，也发挥了重要的

"以药寄情"的媒介作用。如在《古今注》记载："古人相赠以芍药，相招以文无。文无一名当归，芍药一名将离故也。"分别以芍药、当归表达离别、相招的意愿。更有药名借以表达内心的情感，如合欢、红豆、萱草（忘忧草）等。

　　好以药名入诗的北宋诗人陈亚曾道："药名用于诗，无所不可，而斡运曲折，使各中理，在人之智思耳。"元代剧作家关汉卿有一首散曲："寄简帖又无成，相思病今番甚。只为你倚门待月，侧耳听琴。便有那扁鹊来，委实难医怎。止把酸醋当归浸，这方儿到处难寻。要知是知母未寝，红娘心沁，使君子难禁。"用了当归、枳实、知母、红娘子、使君子等药名，以隐语双关的手法写张生相思成病、心急难耐的心态，曲文含蓄，妙趣横生。明代周清源在其短篇平话小说集中，一语双关引用药名："这小姐生得面如红花，眉如青黛，并不用皂角擦洗，天花粉敷面，黑簇簇的云鬟何首乌，狭窄窄的金莲香白芷，……朱砂表色，正是十七岁当归之年……"借用中药名，描绘出了一位正当出嫁年龄小姐的美妙仪态。清代《草木传》是一部用拟人化手法撰写的宣传中医药的戏剧，以药性为人性，将药物拟人化，将其巧妙安排在生、旦、净、末、丑各个行当中，并且以道白、说唱、赋诗等形式，介绍了500余味中药的性味、功用。以栀子为引线，串联出抢亲、求医、降妖、成婚、赶考等情节，剧情紧凑。剧中人物常常借题发挥，或取其谐音，或用药譬喻，在对话中巧妙地镶嵌药名、宣传药性、药用。

第一节　槟榔礼果消瘴疫

　　《南史·刘穆之传》记载有这样一段关于槟榔的故事：刘穆之少时家境贫穷，但又好酒食，因而常去妻兄家里乞食。有次，妻兄家里办喜事，饭后刘穆之向妻兄要槟榔来消食。谁料其妻兄嫌弃他贫穷，讽刺他说，既然你经常挨饿，那么又哪里需要槟榔来消食呀？之后，刘穆之做了丹阳尹，设宴款待妻兄。等到妻兄酒足饭饱之后，刘穆之让人用金盘装满槟榔给他，妻兄顿时感觉羞愧难当。后来李白有"何时黄金盘，一斛荐槟榔"，借刘穆之的成功，来比喻自己对人生的期待。

槟榔有消积行气之功，饭后食槟榔，帮助消化；嚼食槟榔，有"醒能使之醉。盖每食之，则熏然颊赤，若饮酒焉"的特殊体验，尤在岭南、台湾地区流行。由此，形成了"以槟榔为礼"的礼仪文化，槟榔作为"礼果"，用于婚嫁、祭祀和人际来往等社交活动中，有特殊的社会意义。

❶ 槟榔礼和待宾客

岭南人有"客至不设茶，唯以槟榔为礼"的传统。民众用槟榔作"礼果"招待客人，因"宾"与"郎"都表示贵客之意，以示对客人的尊重和诚意。湖南有顺口溜：养妻活崽，柴米油盐，待人接客，槟榔香烟。婚嫁、庆寿、迁宅、祭祀等礼仪活动中，槟榔均作为礼品相赠用以表示心意。

明清时期，"人事往来以传递槟榔为礼"，槟榔成为社交礼仪活动中沟通人际关系的信物，广西民众用槟榔作为宴会的请柬。"若邂逅不设，用相嫌恨"，如果见面不请食槟榔，朋友之间会产生隔阂。如果有民事矛盾纠纷，槟榔成为表达合好之意、化解纠纷的载体。古时岭南地区的人们在处理邻里纠纷时，由村里老者调和，理亏一方，要捧着槟榔向对方表示歉意，敬请对方吃槟榔。《澄海县志》记载："或有斗者，献槟榔则怒气立解。"乾隆年间，台湾海防同知朱景英，记录了当时台湾吃槟榔的习俗，"嚼槟榔者男女皆然，行卧不离口……解纠者彼此送槟榔辄和好""一抹腮红还旧好，解纷惟有送槟榔"，这些是槟榔和事的最佳描写。

❷ 女宾于郎表情谊

早时的槟榔不但作为婚俗中的"礼果"用来招待婚族中的贵客,所谓"彼人以(槟榔)为贵,婚族客必先进",而且还作为婚娶聘礼。台湾孙尔准在《番社竹枝词》中云:"槟榔送罢随手牵,纱帕车螯作聘钱,问到年庚都不省,数来明月圆几回。"生动地描写了当时婚娶用槟榔作聘礼的礼俗。清代以后,槟榔被广泛地运用到海南、湖南、广东、台湾等各地婚姻缔结的各个环节中,形成了独特的"以槟榔为礼"的婚姻礼俗。

"槟榔"与"宾郎"谐音,宾与郎,贵客之意,用之象征婚姻中的男子为贵客,女子如接受了男方家送的槟榔,就表示接受了男子的提亲,有些地区,订婚礼又被称为"把槟榔"。槟榔具有相应的价值,是财富地位的象征。"以槟榔之多寡为辞",槟榔聘礼的多少是婚礼中衡量贫富的标准,也是男方是否对女方看重的表现。

❸ 消瘴驱虫啖[1][dàn]槟榔

据载台北一带新辟土地"阴霾之气极甚,而且恶毒等物盘踞其中,积聚已深;秽浊之气,散溢两间",士兵初到此地,纷纷染疾,许多人因病而死。后有人发明用雄黄涂鼻孔、口嚼槟榔的方法,才得以趋避瘟疫。大疫之后,民众因受瘟疫之苦而不得不服用相应药物,人们通过官方资助或个人出资等途径,购得大量供驱瘟辟疫的槟榔,储于家中,并在经历了一段时间的嚼食之后,久而成习。

士兵所染之疾多与当地气候环境有关。岭南地区潮湿炎热,容易导致食物腐败,引起一些消化道疾病,如肠道寄生虫病、腹痛腹泻的发生,同时也亦感受湿浊之邪,出现水肿等症状。槟榔只有在我国海南、台湾、云南等少数地方能种植。其味辛而苦,味苦能泻,味辛能行,又归于与消化

---

[1] 啖,吃。

药仪文化——中药与文化的交融

排泄有关的胃经和大肠经，既能够消化饮食积滞，又具驱虫作用，尤适于食用不洁净猪牛肉而引起的寄生虫病，常配伍南瓜子使用，同时槟榔还具有行气利尿之效，能够给湿浊以去路，对于水肿、脚气肿痛也能起到防治作用。正是于此，古有"岭南人以槟榔代茶御瘴"之说。

当然，需要注意的是，槟榔中含多种生物碱，过量食用容易引起中毒等不良反应，不宜多吃。长期、过量嚼食槟榔产生的危害：牙齿变黑、磨损、动摇、牙周病、口腔黏膜下纤维化及口腔黏膜白斑症；口腔疾病，甚至口腔癌；过量服用的中毒症状，包括流涎、恶心、呕吐、上腹痛、腹泻、出汗、眩晕，甚至心脏停搏、呼吸衰竭、死亡等。

第二节　当归调血寄相思

四川剑阁内有一座姜公祠，是为纪念三国时期蜀国大将姜维而修，祠内有一副对联："雄关高阁壮英风，捧出丹心，披开大胆；剩水残山余落日，虚怀远志，空寄当归。"姜维弃魏归蜀后，他的母亲给姜维去信，叫他给自己买名叫"当归"的中药，想借此暗示他返回魏国，继续为魏国效力。姜维回信说："良田百顷，不在一亩，但有远志，不在当归也。"意思是说自己胸怀远志，不应当回家。"远志孤忠"是后人对姜维忠肝义胆的高度评价，有志之士也常以远志表达自己的宏大志向。清末有湖北名医，用这一典故，自题药店门联：独有痴儿惭远志；更无慈母望当归。"当归不归"的姜维成就了忠君爱国的佳话，当归的文化意蕴，让我们看到了英雄的气概和家国情怀。

❶ 文无相招当归时

《三国志·太史慈传》记载，曹操给太史慈去信一封，打开来看，所送书信没有文字，只有当归，用来表达希望招纳贤士的意思，所以当归又名"文无"。民间流传的谜语"丈夫出门三年整，寄来书信一字无"，谜底即是当归，另外一则谜语以贺知章《回乡偶书》诗句为谜面打四味中药名，其中首句"少小离家老大回"，谜底亦为当归。"相思难避如逃疟，一味文无是良药。"可见在文人笔下的"当归"与"文无"，皆是表达思念之情，希望离人归来。

"当归且归"，是信守承诺，是亲情的见证。当归且归，不负承诺，是慰藉人心的良药。在古今传记、故事、传说等中，借当归传递情感、表达情感的事例不胜枚举。同时，也使得当归这一药味成为家喻户晓的中药，成为医药传承与传统文化演绎相辅相成的典范。

❷ 女科圣药归气血

李时珍在《本草纲目》中描述，当归调血，为女人要药，有思夫之意，故有当归之名。正与唐诗"胡麻好种无人种，正是归时又不归"的意思相同。当归性温，味甘，质地滋润，长于补血；气轻而辛，故又能行血活血，补中有动，行中有补，为血中之要药，"诚血中之气药，亦血中之圣药也"。当归功能生血养血，活血和血，善于治疗血证，尤宜女性病证，如月经不调、闭经、痛经、不孕、产后腹痛、恶露不尽等病证。当归诚为良药，在临床中被视为妇科要药和血家圣药，有"十方九归"之称。

日常生活中，当归亦可作食用，入汤、浸酒、煎膏、入菜，无一不可。广东人有当归、天麻、山药、枸杞等煲汤、炖鸡、煮粥的习惯。早在东汉时期的《伤寒论》中就有"当归生姜羊肉汤"，被后世敬奉为食疗之祖。该汤取羊肉之温煦与生姜之温散加当归的补血活血，通行周身血脉，温暖人体，是冬日里备受人们青睐的补虚佳品，尤其对于血虚寒凝之痛经、冻疮等十分有效，并能改善虚寒人群的体质。含有当归的"妇科养血第一方"即四物汤，古今通用，如今在台湾更是广泛流行，甚至在纪录片《夜市人生》里有一家世代做"四物药炖排骨"作为镇店之宝的小店故事，老板娘将浓香四溢的"四物炖补汤"热腾腾地端至客人面前，可见其在人们心目中的地位。

❸ 归降顺气主久咳

"能使气血各有所归，当归之名必因此出也"。当归善治血证，而在《神农本草经》中还有"主咳逆上气"说法，可用于治疗顽固性咳喘，具有降逆肺气、止咳平喘的功效，一些止咳平喘的名方，如《太平惠民和剂局方》的苏子降气汤、《景岳全书》的金水六君煎、《医方集解》的百合固金汤等均有当归。

张锡纯在《医学衷中参西录·当归解》中解释："（当归）为生血、活血之主药，而又能宣通气分，使气血各有所归，故名当归。其力能升能降，内润脏腑，外达肌表。能润肺金之燥，故《神农本草经》谓其主咳逆上气。"历来多数医家认为当归治疗咳逆上气主要原因是气为血帅，气血相互依附，气机的运行与敷布亦有赖于血的运载，血和则气顺。气病可及血，血病亦可及气，所以血病亦致气机逆乱，升降出入失常，而为咳逆上气时，当归补血和血，血和则气降，从而发挥止咳功效。

当归所治咳嗽气喘，多为内伤久咳、夜咳。"其所主治咳喘气逆，多属内伤久咳，无论虚实，有痰无痰，皆可应用，但以精血不足者最为恰当"。久咳入络伤血，当归通调气血，其辛能散风，温能通畅，能使血和气降，肺气宣肃，咳逆自止。

无论是女科圣药，还是治疗久咳气喘，从本质上都体现了当归能使气血归顺的特点，从中也映射出当归的文化内涵。

第三节　文房佳墨染情趣

墨，是"文房四宝"之一，是中国传统书写、绘画必不可少的用具。借助于笔墨技巧，我国的书法、绘画艺术独具一格，具有奇幻美妙的特别意境。古人留下的墨迹，能够清晰地展现在我们面前，"落纸如漆，存真万载"，中华文化的厚重与博大精深也由此得以传承发展。

文人重视墨，"有佳墨，犹如名将之有良马"，同时墨因其艺术观赏和实用价值，礼品墨盛行："婚礼墨"，如"鸳鸯戏水""龙九子""凤九雏""百子图"等，象征龙凤呈祥、多子多福；"寿礼墨"，如"八仙人墨""群仙祝寿""百寿图"等，象征富贵长寿、吉祥如意；"学生礼品墨"，如"十八学士""琴棋书画""文圃菁华"等，象征情趣高洁、读书有成。礼品墨多涂金施彩、制作精良、外表华丽，风靡一时，是人们追求真善美的美好愿望寄托。

"一两黄金一两墨"，以药入墨、以墨入药，墨具有实用、收藏、文学、药用等多重文化价值，为我国传统文化的传承做出了巨大贡献。

❶ 墨香质坚金不换

在唐代，制墨业繁荣，涌现了一些流芳百世的制墨大师，以奚超、奚廷珪父子最为盛名，徽墨就是由他们父子两人创制。他们所做的墨"坚如玉、纹如犀、色如漆"，深得南唐后主李煜的赏识。皇帝李煜封奚超为墨务官，专门负责宫廷御墨的制作，还赐李姓于奚家，奚超父子从此改姓为李超、李廷珪。据歙县县志记载，唐代常侍徐铉得到过一枚李廷珪做的墨，此墨长不足一尺，粗如手指。徐铉和他兄弟一起使用，每天磨墨写字不下五千字，用了十年，墨才用完。可见，优质的墨品经久耐用。李廷珪的墨到了宋代，就已经是"黄金易得，李墨难求"。

"以墨比德"，文人品墨时也喜欢将墨与品行联系起来。苏轼与司马光谈墨与茶的异同，就通过墨的特性，联想到了人的德行操守，由墨之香气质地坚硬，关联到墨如君子，品德馨香，个性刚正有操守。宋人珍爱李廷珪墨，即便万金一丸也在所不惜，北宋人王洙"屡以万钱市一丸。"一旦拥有，便觉得"富可敌国"。

皇帝将贡墨赏赐近臣，作为奖励或鼓励。汉代，皇帝赐墨于皇太子，用墨滋养才学，代表着对未来皇权继承者的期待。传说唐玄宗以"龙香剂"墨专赐墨给文官，希望他们能够妙笔生花。

墨是文人必需，士人之间交往常常赠送佳墨以传递友情。文人在赠墨的同时附诗一首，更添真情雅趣。北宋诗人黄庭坚赠友人王郎，以墨传文，以墨传情。两宋之际胡寅赠朋友叔夏一品墨，以太古之松烟精心制作，十分名贵。墨有滋养文章之意，赠友以墨，希望墨能助友人文章焕发光彩。佳墨与有才华的人最为相配，赠墨的同时可以表达对朋友的赞美和仰慕。

❷ 以药入墨增香泽

墨与药之间似乎很难扯上关系。殊不知，在一些徽墨的配方中常有以药入墨，而且其入药配方非常讲究，需要用到松烟、牛皮胶、麝香、冰片、金箔、珍珠粉等名贵材料进行调配。因而品质优良，有"落纸如漆，色泽黑润，经久不褪，纸笔不胶，香味浓郁，奉肌腻理"的特点。

《齐民要术》最早记述制墨方法，最先描述在制墨过程中加入朱砂等药物作辅料。明代沈继孙在《墨法集要》一书中对制墨过程中加中药的作用进行了集中分析，认为制墨时加药，可以起到增黑、去滞、防腐、增加滑腻度等作用。书中记载：藤黄、鸡子清、生漆等，可以让墨质地更坚硬；猪胆、鲤鱼胆，增加黑色光色；甘松、藿香、丁香、龙脑、零陵香、白檀、麝香等芳香药物有增香作用；有颜色的草药：地榆、虎杖、丹参、黄连、紫草、茜草、苏木、五倍子，可以帮助着色；皂角能够去除湿气，延长墨的使用期限。

❸ 以墨入药黑止血

墨作为药用现今已少有提及和应用，但以墨入药在历代本草中常有记载。中医学认为墨色黑，黑能胜赤，血见黑则止。因而墨有止血功效。《肘后方》多次提到墨，如治崩中、漏下青黄赤白，即"好墨末一钱匕服"。此后几乎历朝医书中都有以墨入药的记载，用途也涉及多种疾病，如《备急千金要方》记载有治胞衣不出方，即"墨三寸为末，酒服；治鼻中息肉方：细筛釜底墨，水服之三五日"。

墨，亦名乌金、陈玄、玄香、乌玉玦（[jué]，古时佩戴的玉器），味辛，性温，无毒，善于止血，对于崩漏、产后大量出血、血性痢疾等病证有相应作用。以墨入药的功用随不同的原料而有所不同，如以松枝燃烧后的油烟形成的松烟墨入药，具有止血、消肿、生肌，疗疮等作用。被苏东坡誉为"墨仙"的潘谷用民间配方"百草灰"制成"百草霜"墨，治疗伤口出血、便秘等。到了清朝，药墨的使用更加普遍，光绪年间流传一种"蟾酥墨"，可治小儿腮腺炎。其中，最负盛名者当数胡开文所制的五胆八宝墨。因其选材珍贵、配伍讲究、疗效卓著而名声显赫，后人有诗专赞此墨："五胆八宝掺松烟，千锤百炼成方圆。"五胆即牛胆、熊胆、蛇胆、猪胆、青鱼胆，还有珍珠、牛黄、麝香、朱砂等八种珍贵药材，这些药材也赋予了其清热解毒、活血止痛、凉血止血、防腐收敛的功效，适用于吐血、咳血、鼻衄[nù]、便血、痈疽疮疡、皮炎湿疹等。其他如万应锭，采用儿茶、黄连、冰片、牛黄入药，可以内服，也可以外敷，因适用范围较广，被清代作为皇家专用药墨而载入《清内廷法制丸散膏丹各药配方》。

在传统文化中，墨不仅仅是一种书写工具，它从文房走出，依靠其蕴含的文化底蕴，渗透到社会的各个层面，涉及人际交往、礼俗活动，成为中国传统礼仪文化不可缺少的组成部分。墨色有干湿浓淡深浅变化，以墨为礼、以墨寄情，表达美好祝愿；以墨入药，发挥实际功用，墨的功效得以扩展。由物质到精神，由实用到欣赏，墨色，衍生出药用与礼仪文化的交融。

"歌以咏志，诗以传情"，古人含蓄内敛，以药寄情，委婉道来。中药，作为礼仪往来的载体，在传统文化与医药应用的交融中，渗透于个人的人生礼仪婚丧嫁娶、立身处世的社交礼仪，在喜闻乐见的仪式中不知不觉接受熏陶，其结果便是中华礼仪之邦的产生。

篇后记

礼仪的起源在哪里？《说文解字》认为礼起源于古代的祭祀；也有人认为起源于风俗习惯，形成于人与人之间的交际规范。礼仪文化的形成，在中国经历了漫长的发展，不断的累积延伸，各家对于礼的阐述，有礼节仪式、伦理道德、政治等级等不同层次的含义，互有联系又有各自特定内容。"礼也者，合于天时，设于地财，顺于鬼神，合于人心，理万物者也"。随着本篇的展开，我们可以发现，礼仪文化贯穿于人的一生，体现出个人的言行举止，渗透于人的饮食起居，表现于礼尚往来的社交中。礼仪并不是抽象而庄重的，它是以具体而琐碎的形式，存在于生活的方方面面，渗透在中国人与自我和他人相处的点点滴滴。

中医药由于其历史形成和发展过程的独特性，具有独具特色的表现形式和文化特征。中医药是在中国传统文化的土壤中形成和发展起来的，与文化背景不可分割，与传统的天文、地理、哲学、宗教等多学科相互交叉、融合，彼此之间形成了千丝万缕的联系，构成了一个庞大的体系。这当中，又处处以礼仪文化为纲领和载体，发挥着润物无声的作用，保障身体健康、遵循自然规律，成为升华个人、沟通社会、联络感情的重要手段，我们也得以不断获得更高的生存智慧。中药，把传统文化与医药应用融合相连，渗透于个人的人生礼仪、饮食起居、社交礼仪，在喜闻乐见的仪式中，润物无声，保障了中华民族生生不息，形成了独有的精神品质与风貌。

第四篇　药福
——福寿文化与中药

引　言

自古以来，"福"是每个人亘古不变的心愿。如果将"福"翻译为英语，无论是财富（fortune），还是快乐（happiness），又或是长寿（longevity）都不能一语涵盖。何以为福？不妨先跟随古人的脚步一同探寻腊月时节的福文化。

腊月时节，地冻天寒，万物凋敝。当此之时，先民们既担忧粮食歉收，又焦虑来年粮食能否丰收。求福历程由此开启。

福字由"礻"与"畐"两部分组成。左半部分"礻"即"示"，表示"天垂象，见吉凶"（《说文解字·示部》），意为上天预兆吉凶的征象，体现了福与上天之间的联系。"瑞雪兆丰年"，每至腊月，古人便开始了对瑞雪的期盼，期待福兆的降临。

福字的右半部分为"畐"。"畐"与"酉"在甲骨文作"畐"与"酉"，字形上有相似之处，都像酒器酒坛之形，有"盛酒器"之意。酒是最早的祭品之一，以酒祭天的过程，便是祈福。腊月时节最具代表性的祈福之物便是五谷。每年腊月二十三，古人会以当年丰收的谷物祈福灶神，向灶神报告年丰物阜的年景，期盼来年的丰收。

人们重视追求福运，更懂得避祸趋福的重要性。因而，人们在语言表达时回避不吉利的言语，挂戴一些意喻辟邪镇邪的配饰或物品，形成了避祸趋福的传统。腊月"咬灾"便是其中的一种表现形式：在腊月初一这天起床时，家家户户会保持一言不发，先咬烂几颗冻豆，咬尽来年的灾祸，祈求一年的平安。

伴随着生活方式的提升和精神观念的升华，福的内涵越来越具象化。《尚书·洪范》云："五福：一曰寿，二曰富，三曰康宁，四曰攸好德，五曰考终命。"《韩非子·解老》记载："全寿富贵之谓福。"《庄子·杂》则记载："平为福。"这些福的内容渗透在了社会生活的方方面面。在腊八节，以庄稼粮食为食材制作的腊八粥本是古人享受表达丰收喜悦的一种形式，但在摆脱了饥饿的困扰后，这些食材所融合的食补文化和冬季养生思想便随之展现，腊八节吃腊八粥逐渐成为一种养生方式，践行着古人对"长寿为福"的追求与渴望。

古人在腊月时节的求福历程是中国福文化发展的一个缩影，囊括了从最初对福兆的揣摩，到通过瑞物以祈求福运，再到避祸思想的产生，福的内涵逐步具象与丰满。在这每一环节背后，都可以寻觅到中药的身影：福兆文化中的莲花并蒂、鲤跃龙门；祈福文化中的萱草花、茱萸纹；避祸文化中的慎食忌口、不时不食；福寿文化中的桂枝、桃仁等。

本篇将从吉象兆福、瑞物祈福、避祸趋福、绵寿延福四个章节来展现中药与福文化的交融，传递中药给人类带来的福祉。

第一章　吉象兆福

　　自人类诞生伊始，"天"便成为主宰人类命运的神秘力量，上自帝王圣人，下自草芥黎民皆试图去探寻天地的规律，预测未来的人生命运，对上天的敬畏之心油然产生。

　　这份对上天的敬畏，促使古人在行事断物前希望得到上苍的引导，这个过程称为"占卜"。原始的"占卜"主要采用龟甲：在龟甲上篆刻卜辞，通过烈火灼烧，根据所产生的裂纹之象以判定吉凶，而预示吉凶的裂纹之象便是"兆"，正如《说文解字·卜部》所言："兆，灼龟坼也。"

　　正是因为"兆"有预卜吉凶之意，便有了"预兆""先兆""征兆"之词，意指事发前的兆象。古人笃信天人感应，认为凡举大事，必先发征于物，由此将自然的一些现象神秘化，去捕捉其与人事吉凶的关联，并将其作为自己奋发向上、追求幸福的精神力量。燕归鹊鸣、鱼跃龙门、四相簪花、并蒂双莲等，这些自然界的福兆之象背后，又与中医药有着千丝万缕的联系。

第一节　事喜之兆

　　幸福与喜悦总是相伴而来，所以喜被纳入"五福"，被视为人生最幸福的事之一。"喜"文化渗透在每个人的人生旅程：婴儿出生称之握珠之喜；孩童满月称之弥月之喜；迁居晋升为乔迁之喜；订婚为文定之喜；结婚为合和之喜；婚事酒席被称为"喜酒"；妇女怀孕被称为"有喜"；逢年过节家家户户会张贴"喜"字；贺岁之时会互道"恭贺新禧"；甚至寿终正寝之时亦有"白喜"之称……

　　相比于禄仕、绵寿、财运之福，喜之福更贴近于生活，平凡简单、健健康康、高高兴兴、和和美美这些都可以浓缩成为一个"喜"字。人们希冀得到"喜"的眷顾，忌讳悲凄凉的降临，由此灵鹊欢啼、蜘蛛结网、燕归旧巢成为人们心中的事喜之兆。这些喜兆同样渗透于中药，在中药的应用中的得以体现。

❶ 灵鹊欢啼撒喜讯

　　《淮南子·氾论训》记载："猩猩知往而不知来，乾鹊知来而不知往。"其中的"鹊"便是指鹊，古人认为鹊乃通晓未来之灵禽。人们发现，鹊常将巢筑在人类住处附近，其啼鸣似乎就像是在向人传达事之忧喜。相比于乌啼之悲凉，鹊鸣清脆空灵，古人更愿意相信其是在传达喜讯，故而有了"灵鹊报喜"之典故，而"鹊鸟"更得"喜"之雅号，被冠以"喜鹊"之名。

　　喜鹊啼鸣，喜上眉梢，喜鹊所筑造的巢穴则是一味辟秽驱邪保健康的良药。《本草纲目·禽部》记载：（鹊）"性最恶湿，故谓之干。"其指出鹊喜燥恶湿，所栖之处往往选取洁净干燥的树枝来筑巢，以确保其居住环境的干燥洁净，故古时又称为"干（乾）鹊"。正是因为鹊这种喜洁净干燥的特性，使之能有效地用于湿邪秽浊的病证。湿邪为病，迁延反复，治疗困难，患者常因此痛苦不堪。鹊巢的发现与功用特性为这类患者带来了希望和欢乐。古人常通过焚巢的方式来防治以湿邪为主要致病因素的各种病证，包括传染性极强的瘟疫，成为人类抵抗病疫的一道重要屏障。对此，段成式《酉阳杂俎·续集卷八支动》中有明确的记载："端午日午时焚其窠灸病者，疾立愈。"

与此同时，人之为病，失去快乐，陷入痛苦，而医生则是使病人重回快乐幸福的缔造者。《史记·扁鹊仓公列传》中对名医扁鹊行医有过这样一段的描述，言："过邯郸，闻贵妇人，即为带下医；过雒阳，闻周人爱老人，即为耳目痹医；来入咸阳，闻秦人爱小儿，即为小儿医。"其生动记载了扁鹊在治病时总能够根据当地的需求，随俗而变，因地制宜，每到一处，就像是这翩翩而飞为人间带来喜讯的喜鹊，解除当地百姓最迫切的疾苦，将健康快乐传递给当地人们。正如清代学者梁玉绳在《史记志疑》中所记载的那样，"鹊飞翩翩"将喜悦与幸福播撒人间，"扁鹊"之名或许由此而来。

❷ 蜘蛛结网降喜运

说到蜘蛛，可能给许多人的感觉是恐惧与害怕。不过在古代，人们对蜘蛛却有着和喜鹊相似的认识，认为其预示着喜事将近。《太平御览》引《西京杂记》曰："蜘蛛集而百事喜。"对于农人而言，蜘蛛能够捕食害虫，蜘蛛群集被视为是预兆农业丰收的吉兆。在《尔雅注疏》中将蜘蛛描述为"荆州、河内人谓之喜母。此虫来著人衣，当有亲客至，有喜也，幽州人谓之亲客"，进一步拉近了蜘蛛与民众的距离，形成了民间"蜘蛛兆喜"的风俗，由此也衍生出蜘蛛诸多与"喜"有关的别称，如"喜母""喜子""喜蛛""喜虫"等。不仅如此，由于蜘蛛善于结网，当发现蜘蛛悬空垂下，更是隐喻了"喜从天降""抬头见喜"义，预示好事的发生。

如同蜘蛛捕食害虫而兆喜，蜘蛛入药后则能够用于蛇虫中毒的治疗。对于蜂蝎、蜈蚣、蛇虺的蜇伤咬伤，蜘蛛能够发挥以毒攻毒之性，而解除中毒。同时，蜘蛛在蛛网上行动迅捷自如，故又具有较强的走窜之力，既能够搜风通络，用于中风半身不遂、急慢惊风等，又能够散结消肿，用于疮痈痈肿。如张仲景在《金匮要略》中治疗阴狐疝气（类似于现代医学阴囊疝气），所用方药为蜘蛛散，正是取其破结行气之效。

尽管许多人因为蜘蛛的毒性和形貌而唯恐避之不及，但无论是在农事中还是医药中，它们却是农人医家手中的至宝，利用得当则可化身预喜的吉兆，治病的良药，造福民众，治愈病患。

❸ 家燕归巢示和喜

人们在追求"喜"的同时，都渴望拥有一个和睦美满的家庭，家和万事兴。一些自然现象也成为世人眼中家庭和睦的象征，体现了家是避风港湾的美好寓意。其中屋檐下的燕归筑巢、飞燕南归承载着游子返乡时对家的念想，化身为守护家的使者，昭示着家庭的美满与幸福。

喜鹊所筑之巢穴是燥湿祛邪的良药，家燕所筑的巢穴同样是一位不可多得的佳品。燕筑巢的方式不同于其他鸟禽，燕巢乃以其衔来的湿泥、草茎与燕所分泌的唾液黏结而成。唾液为"精气所化"，具有滋润之性，有着"金津玉液"之美称。同时，燕所分泌的唾液相对黏稠，故又具一定的收敛之效。因而，《本草纲目》在土部与草部中收纳了胡燕巢土与燕蓐草，记载燕蓐草可收敛固涩、生津止渴，用于遗尿、消渴等，胡燕巢土外敷则可起到解毒敛疮之效。

尚有一种燕巢名之燕窝，乃为金丝燕所筑，其筑巢方式相比于家燕更为特殊，完全以唾液凝结而成。因而，金丝燕所筑燕窝质地更为白洁纯净，滋润之性更佳，既入上焦肺经而润肺阴，治疗肺阴不足的干咳久咳，又入中焦胃经而养胃阴，治疗胃阴不足的消渴便秘，还入下焦肾经而滋肾水，治疗肾水不足的腰酸盗汗。同时其无须假借泥、草等做骨架，更具凝敛之性，对于体虚引起的久泻久痢、夜尿频数、自汗盗汗，其既可收敛固涩治其标，又可养阴补虚治其本，被《本草从新·禽兽部》誉为"调理虚损痨瘵之圣药"。

因而，在我国广东省燕岩、云南省燕子洞地区许多家族以采燕窝为生，被称为燕窝人。燕窝人与燕之间也有一个特殊的纽带维系着，清代《本草便读》记载："待小燕飞去，土人依时取之。"燕窝人总会等到小燕子成年飞去方才采摘燕窝，而燕也慷慨的以燕窝作为报答，共同笃行着"家和万事兴"这句至理名言。

第二节　成才之兆

"人生能有几回搏"的豪迈壮语不但喊出了中国人奋勇拼搏的时代最强音，而且也深刻地揭示了成功道路上的艰辛万苦，只有努力拼搏、不畏艰险，才有可能到达成功的彼岸。

许多有志之人常以一些奇特而有意境的现象激励自己、激发斗志，奋发向上，如鲤跃龙门、四相簪花、青竹高升、梦笔生花等，这些奇特意境总为人所津津乐道，被视为成才、成功之兆。其中的鲤鱼、芍药、青竹、木笔亦为常用中药或从中可以寻找到中药的影子，挖掘其中的文化意境和药用特性。

❶ 鲤跃龙门兆人才

鲤鱼与"成才"的关联源于"鲤鱼跃龙门"的典故。《太平广记·龙门》引《三秦记》记载："龙门山在河东界……每暮春之际，有黄鲤鱼逆流而上，得者便化为龙。"龙门高而峻险，唯黄鲤逆流而上，腾跃而过，云雨随之。由此，"鲤鱼跃龙门"被视为事业有成、金榜题名的象征，而鲤鱼也一举成为预示"成才"的先兆。

鲤的腾跃之性也赋予了其相应的药用特性。李时珍谓其乃"阴中之阳"，功善通利，既能通利小便用于水肿、小便不利，又能通经下乳用于妇人乳汁稀少、排乳不畅。由此也就不难理解，古人为何将鲤列为"诸鱼之长"，而《尔雅·释鱼》与《本草纲目·鳞部》为何皆以"鲤"冠篇开启对于鱼类的注解与认知。

与此同时，在中药命名中，有一味药物虽与鲤无关，却以鲤为名，称之为"鲮鲤""龙鲤"，这味药便是我们所熟知的穿山甲。顾名思义，"穿山甲"之名乃应其能够无视障碍，掘而向前得名，其性与鲤知难而进、逆流而上的特点类似。作为药用，穿山甲与鲤都具通利之性，能够通经下乳，并且其通利之性更强，长于破血消癥，能够用于瘀血久积所形成的"癥瘕积聚"病证的治疗。"鲮鲤"之名可谓是对其性用的完美诠释，实至名归。

每个人选择成才的道路和方式各有不同，但无论何种都是殊途同归，都必须通过不断奋斗、克服万难、勇往直前，这正是鲤之特性，以及古人以"鲤跃龙门"预兆成才所希望向后人所传达的。

药仪文化——中药与文化的交融

❷ 梦笔生花添才气

"日有所思，夜有所梦"，古人认为梦能够向人传递一些信息与征兆。对文人墨客而言，难免会遇到才思枯竭的困境，梦境有时则成为许多人的灵感来源，于是在历史上有着"梦笔生花"的典故。

《南阳·纪少瑜传》记载："少瑜尝梦陆倕以一束青镂管笔授之，云：我以此笔犹可用，卿自择其善者。其文因此遒进。"相传纪少瑜少时才华并不出众，但学习刻苦。一日梦见著名的文人陆倕赠送了一支笔给他，至此他文章大有长进，终成一位出色的文学家。同样地，《开元天宝遗事·梦笔头生花》也描述有诗仙李白少时"梦所用之笔头上生花，后天才赡逸"。由此，梦笔生花逐渐成为文人墨客口中才气增进的成才之兆。

"笔中生花"的来历亦绝非空穴来风，实是与一味中药有关。明代张新的诗作《木笔花》写道："梦中曾见笔生花，锦字还将气象夸。谁信花中原有笔？毫端方欲吐春霞。"诗中的木笔花，正是中药辛夷。辛夷花初发枝头，花苞长约半寸，前尖而后收，被有绒毛，十分形式毛笔的笔头，故而得名。当其绽放之时，就如同笔尖生花，故而被古人赋予了才气斐然之义。

作为药用，辛夷性质上扬宣散，能够宣通鼻窍，常用于治疗鼻塞流涕的鼻渊之症。同时，人体的五官孔窍相连相通，鼻窍阻塞亦会引起脑窍被蒙，影响人的学习工作。因此，通过辛夷花的宣通鼻窍亦可间接起到一定的通窍醒神之效。或许梦笔生花的来历亦有着这样一份中药内涵。

梦笔生花的故事为人所羡慕，但真正成就纪少瑜与李白的绝非是一场梦、一支笔，而是他们少时日复一日刻苦学习的积累，"梦笔生花"只是为他们才气增添一份神韵。

❸ 四相簪花增才运

花绽放时的璀璨身姿与沁人香气，常成为古人眼中美好高洁的象征，以及借物寓情的精神寄托。在尤为讲究生活情趣的宋代，无论男女，相互赠花簪花成为一种用以表达祝福的社会风尚。由此，促成了一段"四相簪花"的福兆佳话。

沈括《梦溪笔谈·补笔谈》中记载，庆历五年，扬州太守韩琦发现后园中有一枝芍药"分四岐，岐各一花，上下红，中间黄蕊间之"，内蕴金带缠腰或加官晋爵之意。因而，韩琦便邀请当时同在大理寺共职的王珪、王安石及陈升于家中做客饮酒赏花，并剪下这四朵花，在每人头上各簪一枝。巧合的是，此后三十年间，他们四人都成为宰相。这样的才运，自然在民间津津而道，于是，"四相簪花"成为入仕成才，增添才运的福兆。

不仅是一枝四岐的特殊现象，芍药本身也有着入仕成才之义。自古牡丹为"花王"，而芍药为"花相"。杨万里《多稼亭前两槛芍药·红白对开二百朵》中写道："好为花王作花相，不应只派侍甘泉。"相比于牡丹的华贵，芍药更有一份低调与谦逊，象征着宰相对于君王默默的辅佐。芍药有赤芍、白芍之分，从色泽上，所用簪花的当为赤芍。赤芍与牡丹亦具有很好的药用价值，牡丹药用为其根皮，而赤芍则以根部入药，两者都入血分而发挥清热凉血、活血祛瘀之功，能够用于血热出血、瘀血阻滞的治疗，在功效上亦就如同君相般相辅相成，相得益彰。

在四相簪花中，芍药是为入仕成才，增添才运的吉兆，表达着古人对辅佐君王治国安邦的希冀，而在药用之时，芍药则是辅佐丹皮的良药，又可谓是"不为良相，便为良医"的真实写照。

第三节　福运之兆

"福、禄、寿、喜、财"中福的内涵极为丰富，每个人对于福都有着自己的理解。其中幸福来临时能够好事成双，面对困境时能够得以指引向前、夫妻相处时能够和睦幸福，都是每个人追求与渴望的福音。

由此，人们格外看中自然界中一些隐喻喜上加喜、福到临门、比翼双飞的自然兆相，期待福的降临，而莲花并蒂、蝙蝠倒悬、蛤蚧入宅也成为相应的福运之兆，这些福兆也蕴藏在莲子莲心、夜明砂、蛤蚧等多味药物的功用中。

❶ 莲开并蒂双福临

传统观念中"双"具有完满、和美的寓意。人们追求喜上加喜、双喜临门，对成双成对更是情有独钟。在自然界中，一些植物也会呈现出如同"成双结对"般的现象，如莲花开时，茎生两花，并蒂相连。由此，这样"莲花并蒂"的特殊现象也被古人赋了预示"好事成双，福运将临"的征兆。

虽说许多草木都存在并蒂现象，但古人却对"莲花并蒂"尤为独钟，其正是与莲独特的生长特征有关。从造字角度来看，"连"既是形旁，又是声旁，为"结合、续接"的含义。大部分植物都是先开花、后结果，而"莲"十分特殊，它开花的同时，其胚珠"莲蓬"亦开始出现，故《本草纲目·果部》记载："莲者连也，花实相连而出也。"至于其根名"藕"，元代辞书《韵会》则解释："凡芙蕖行根如竹行鞭，节生一叶一花，花叶常偶，故谓之藕。"由于莲的花叶总是成对而长，非偶不生，故而得名。

可见，无论是"莲"之名，还是"藕"之谓，都有着接续联结、成双成对的含义，而莲的并蒂现象更是对这份内涵的进一步延续。正如晋代乐府《青阳渡》所写："青荷盖绿水，芙蓉披红鲜。下有并根藕，上有并头莲。"莲花并蒂成为寓意好事接踵而至的不二之选。就像是莲花并蒂双开那样，在用药时，莲通常也是莲子与莲子心两味药物同用。莲子为莲的种子，味甘性平能补，能够养心安神；莲子心为莲的胚芽，味苦性寒主泻，能够清心泻火。两者同用，补泻并重，既可以补养心神，又可以清心除烦，使心神安宁而抵御世俗红尘的纷扰与诱惑。

"一切福田，不离方寸"，莲的子芽并用而使内心恬淡静泊，也以药用的形式诠释了莲与福的情缘，实现着对"好事成双，福运将临"的感召。

❷ 蝙蝠倒悬引福运

人们对于黑夜总是充满着恐惧。夜晚阳消阴盛、寒气阵阵，光源稀微、视物不明，这些都使得古人往往将黑夜与不祥、困境相关联。然蝙蝠昼伏夜出，在"伸手不见五指"的夜晚依然能够行动自如。于是蝙蝠因其"夜明"之性，成为古人在面对黑暗与困境时通向福的指引，故其名音同"编福（《本草纲目》）"，取"创造福运"之意。

因此，古人常利用"蝠"与"福"的谐音，来表示福气，如一些年画、建筑图纹中常以五只蝙蝠来寓意为"五福临门"，以红色蝙蝠寓意"洪福齐天"，将蝙蝠与鹿同画，意指"福禄长久"，而与桃组合，意指"福寿双全"。不仅如此，根据蝙蝠倒悬而栖的生活习性中，古人又将蝙蝠入宅栖身赋予了"蝠倒（福到）临门"的美好寓意，成为福运将至的好兆头。

在与蝙蝠共处的过程中，古人发现了蝙蝠粪便的独特药用。如同蝙蝠的"夜明"一样，蝙蝠粪便同样具有明目之性。蝙蝠粪便味辛咸而寒，性寒清泻，能清肝明目，用于肝火上炎的目赤肿痛，又辛咸通行而入血分，能活血散瘀，促使肝血上行头面以滋养眼目。因此，无论是目赤肿痛，还是夜盲、雀目、内外障翳等眼疾均可用之。正是如此，古人赋予了蝙蝠粪以"夜明砂"的美名。

就如同在夜间的绽放璀璨光芒的夜明珠那样，蝙蝠也化身为黑夜中的光明使者，为黑夜困境里的人们带来光明，引向福运的大门。

❸ 蛤蚧入宅夫妻和

夫妻和睦、白首不渝、相伴一生是婚姻美满的写照，也是人们所追求幸福的美好夙愿。自然界中许多动物"夫妻"总是形影不离、至死相随，被视为是忠贞爱情的象征。这些动物的出现也预示夫妻幸福的美好征兆，蛤蚧入屋便是其中的代表。

从蛤蚧名称来看，宋代《开宝本草》云："一雌一雄，常自呼其名，曰蛤蚧。"蛤与蚧为象声词，分别取自于其鸣叫声，"蛤"为雄鸣之声，"蚧"为雌啼之音。雌雄蛤蚧常通过鸣叫彼此寻觅，故而得名。同时，《本草备要》言：蛤蚧"鸣则上下相呼，雌雄相应，情洽乃交，两相抱负，自坠于地，往捕劈之，至死不开。"蛤蚧总是成对出现，彼此一呼一应、形影不离、致死不分，以忠贞闻名。故而蛤蚧之名、蛤蚧之性无不体现蛤蚧至死不渝的情谊。

婚姻的美满幸福亦离不开儿女的陪伴，子孙绕膝成群是婚姻幸福的延

药仪文化——中药与文化的交融

续。蛤蚧入药，历来要求以"成对者为良"，并要求"保全尾部"。蛤蚧为血肉有情之品，能够益精血、温肾阳，发挥壮阳起痿、暖宫助孕之效，是治疗不孕不育的要药。同时，蛤蚧以尾交合，且尾部具有再生能力，因此蛤蚧的功效核心全在于尾部，故"尾损则无用也"

可以说，蛤蚧生来是模范夫妻的典范，是婚姻美满的预兆。入药亦是成双入队、不离不弃，既践行着至死不渝的爱情，也为人们儿女膝下成群的幸福生活作出奉献。

兆象的产生，其本身所反映的是古人认识自然水平的局限，这些所谓的寓福之兆有的已被科学所解释，有的并无充分的科学依据。但不可否认这些兆象元素早已扎根于中华大地之中，形成了富有中国传统的福兆文化。中药在这之中，既是福兆的缔造者，也是福兆的参与者，诉说着社会民众求福的精神寄托。

第二章　瑞物祈福

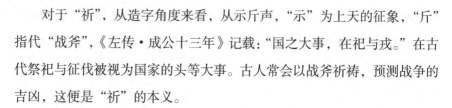

对于"祈"，从造字角度来看，从示斤声，"示"为上天的征象，"斤"指代"战斧"，《左传·成公十三年》记载："国之大事，在祀与戎。"在古代祭祀与征伐被视为国家的头等大事。古人常会以战斧祈祷，预测战争的吉凶，这便是"祈"的本义。

随着社会分工的进一步明确，祈福的内容也更为丰富：帝王将相期许江山稳固、国泰民安；平民百姓期许婚姻美满、颐养天年；士子期许登科入仕、兼济天下；佳人期许秀外慧中、相夫教子；耕夫期许五谷丰登，贾人期许财源广进；为师者期许桃李满园，从医者期许悬壶济世……

就像是以战斧祈祷战争胜利一样，根据祈福的内容不同，一些日常用物被赋予了人们对福、禄、寿、喜、财等福运的不同期盼，成为象征"福"的瑞物，而中药在其中更是因其独特的名称、形态、色泽、功用，在祈福文化中扮演着"借物祈福"的重要角色，形成了富有传统中医药特色的祈福文化意象符号。

第一节　植木祈福

植物不仅为人类提供了衣、食、住、行的需要，也满足了人们精神文化生活的需求。古人根据植物的自然形态、名称寓意、生长特性，赋予了植物不同的情愫。在祈福文化中，以何种草木添香增色以纳祥，又以何种草木寄情言志以祈福，都需要经过仔细的推敲与考量。

游子即将远行，在庭院间种植芬芳淡雅的萱草，寄托了子女对母亲忘却思念忧愁的祈福；在志士仁人的庭院内，栽种看似枯败的梅树却能年年发生新枝，表达出对国家振兴繁荣的祈福；在古代宫廷栽种槐棘，承载的是国家对天下贤达能够赤胆忠心为国效力的祈福。

不同的祈福需求，选用的草木也各有所异，所寄托着祈福纳祥的心态同样有所不同。这些草木中如萱草、梅子、槐叶、酸枣等也同样是中药材，发挥的药用价值与古人在植物中所寄托的情感不谋而合。

❶ 堂前植萱祈无忧

古语云："儿行千里母担忧。"当子女远行时，母亲对子女的思念之情油然而生，总是牵挂不已。因此，安抚宽慰母亲的思念之苦成为游子内心最大的福愿。古代曾留下了许多与慈母游子有关的诗篇，唐代孟郊在《游子》中写道："萱草生堂阶，游子行天涯。慈母倚堂门，不见萱草花。"牟融亦有云："知君此去情偏切，堂上椿萱雪满头。"在这些诗篇中，都提到了一种植物——萱草。

《国风·卫风·伯兮》："焉得谖［xuān］草？言树之背。""谖草"便是指"萱草"。"谖"在古代汉语中有着"忘却"之意，意即萱草能使人忘却担忧思愁。因此，出门远行前的子女常在母亲居住的北堂栽种萱草花，以期缓解母亲对远行游子的思念之苦，忘却思念的忧愁和烦恼。对此，朱熹明确："谖草，令人忘忧；背，北堂也。"萱草花也因而被喻之为中国的母亲花。

萱草花色泽橘红明快，气味芳香芬芳，宋代石延年在《题萱草》中言："移萱树之背，丹霞间金色。"在萱草花盛开之时，当人置身于散发着阵阵芳香、色泽橘红的萱草花海中时，常会使人忘却烦恼和忧愁。正因如此，萱草入药常用于解郁安神。本草文献记载，萱草花性凉，味甘，既能够行气解郁以宽胸，又能够清热凉血以除烦，并能利尿泻火将火热之邪从小便排出体外。因此，萱草常用于治疗情志不遂、郁而化火之郁郁寡欢、心烦失眠、多愁善感的病证。魏晋时期嵇康在《养生论》中言："合欢蠲[juān]忿，萱草忘忧。"萱草因其能够让人们忘却忧愁，而得名"忘忧草"。

正如梅尧臣在《萱草》中所写："人心与草不相同，安有树萱忧自释，若言忧及此能忘，乃得人心为物易。"诚然萱草无法真正代替人心解除忧愁，但就如在庭院中种植萱草以解除母亲忧愁的祈愿，人的心情常因周遭的事物有所改变，而这种改变正是源于萱草背后那份孝顺之心。

❷ 庭院栽梅祈国兴

栽梅赏梅之风兴起于南宋时期。面对"靖康之耻"的历史困境，整个民族迫切需要一个象征，来为国家的重建与复兴寻求精神上的寄托。"梅花香自苦寒来""空心老树焕新枝"，这些在梅树上的现象，使古人看到了生命的顽强与希望，人们将这份对国家振兴的期盼投向了梅。林景熙在《王云梅舍记》中记载："即其居累土为山，种梅百本，与乔松修篁[huáng]为岁寒友。"梅也由此化身"岁寒三友"，成为民族不屈的精神象征。于是便有了在园林中种植梅树以寄托人们对枯中寓生的期盼与

---

① 蠲，清除。
② 篁，竹

渴望。

梅子是梅树的果实。李时珍在《本草纲目·果部》中云："梅，花开于冬而实熟于夏，得木之全气，故其味最酸，所谓曲直作酸也"，梅凌霜傲雪的特性赋予了梅子标志性的酸味，成为古代酸味的调味剂。据《尚书·商书·说命》记载，殷商时期殷高宗武丁任命傅说时所言："若作和羹，尔惟盐梅。"望其能够像做菜离不开盐和梅子一样，成为国家最需要的人才。或许正是这份不可替代的酸味，使得梅又收获了一份象征人才的内涵，于是有了三国时期"青梅煮酒论英雄"的文化寓意。

梅子经熏制后便是一味常用的中药乌梅，其药用与其酸味密切相关。酸具有收敛固涩、生津止渴的作用，可用于遗滑病证和津伤口渴的治疗。乌梅为一味代表性的酸味药，其收敛固涩作用强大而应用广泛：涩肠止泻以治疗久泻不止，收敛止血以治疗多种不同部位的出血，涩精止遗以治疗遗精遗尿，敛肺止咳以治疗久咳不已。"望梅止渴"的典故不但道出了中国古代灿烂的文化底蕴，更是表明了乌梅显著的生津止渴作用，广泛应用于阴虚津伤的病证。这也可以认为是梅枯寓生的特质在药物价值上的体现。

梅花凌霜傲雪绽放的身姿，梅树枯木新枝的奇观，梅子在传统烹调领域中所不可替代的作用，使得梅成为文人志士坚贞气节的化身，也成为中华民族的一种精神力量，不断向后世传递着，即使再困难，也要时刻保留着期盼与希望而乌梅作为一味颇具特色的中药，成为医家手中救死扶伤、起死回生的良药。

❸ 朝堂槐棘祈人才

国富民强是每个国家、每个朝代最大的祈愿，要实现这一宏愿，需要大批源源不断的人才。因此，历朝历代都十分重视对有才之士的招募与储备，燕昭王"筑黄金台"、曹操"贴招贤榜"、秦穆公"荐举入秦"，常以各种形式和途径招揽、吸引人才。根据《周礼·秋官·朝士》描述，周朝时期朝廷中常会栽种三槐九棘，以定三公九卿之位。三公九卿乃是朝廷内最有才干之人，颇受皇帝尊重和信任。之所以选择种植槐树和棘树则是有一份特殊的政治隐喻，以示朝廷重视人才、招揽人才、吸引人才。

《周礼注疏》如是注解"槐"："槐之言怀也，怀来人于此也，欲与之谋。"其明确槐具有怀来人才之意，因槐树树形高大而枝繁叶茂，有利于集鸟筑巢而具招引之性。故朝廷植槐树亦借其招引之性以招揽人才，期盼能够吸引四面八方的才子贤达入仕为官，为国效力，并能如高大的槐树，成为国家的栋梁之材。同时，槐树叶味苦而涩，意喻官员药廉洁为公，先天下之忧而忧，心怀才德，兼济天下。因而，公孙诡在《文鹿赋》中言："食我槐叶，怀我德声。"食槐叶成为一种在文人贤士表达恶甘厌肥、追求廉洁的理念。槐树的这份怀才之意和廉洁为公的期望体现在药用上则与其叶性味苦寒，能清热泻火、解暑降温，常用于火热病证和夏季暑热。

至于"棘"，《周礼注疏》解释："取其赤心而外棘。"棘树的果实酸枣色红，木植上多刺，色红象征赤胆忠心，多刺则有敢于直言相谏之意，故植棘树又期盼在朝臣子能够赤胆忠心，敢于谏言，为国家兴旺作出贡献。棘树的种仁即为一味著名的中药——酸枣仁。酸枣仁色红入血分，归于心、肝经，为一味代表性的安神定志药物，既能补血安神，又能敛神定志，可用于一切的心神不安病证。心为君主之官，心神安宁则志向不忘，牢记和践行国家和人民所寄托的神圣使命。因此，棘树象征着为人、为官的赤胆忠心、忠心不二；酸枣仁显著的养心安神功效，守护着君主之官行使主血、主神的功能，呵护着人的生命和身体健康。

槐树的招引之性，槐叶的苦寒解暑之效，使得立槐成为祈盼怀才引才、济世为民的象征；棘树的色赤多束之征，酸枣仁的安神定志之效，又使得植棘成为期许臣子能够赤胆忠心、赤诚为民的标志。这些正是隐藏于植木意境中的祈福文化，也是中药在祈福文化中的应用和体现。

用以祈愿母亲忘却忧愁的萱草种植于母亲居住的北堂，用以祈愿枯中生新的梅花培植于志士仁人的庭院，用以祈愿国家栋梁之材的槐棘栽立于朝堂之上。虽然这些草木植株无法言语，却默默传递着栽种者心中的福愿。

第二节　纹饰祈福

在传统雕刻、建筑、服饰、器皿等作品中，纹饰图案的使用层出不穷，比比皆是。"纹必有意，意必吉祥"，这些图纹不仅起到了点缀美化的作用，同时也被赋予了祥瑞之义的精神内涵，而纹饰图案的不同，所寄托的祈福愿望也各有所异。如建筑中所筑刻的象征"安定稳固"的柿蒂纹，器皿上所描绘的寓意"长寿康健"的忍冬纹，雕刻中所刻画的体现"多子多福"的石榴纹，服饰上所纹饰的表达"消灾避祸"的茱萸纹等……

这些纹饰中所用的柿蒂、忍冬、茱萸等，亦是常用中药。这些图纹的形象源于古人对自然界中植物形态特征的描绘，而图纹背后的祈福内涵却是来自长期的医疗实践过程中对药物的认识与感悟，传递着中药与祈福文化间密不可分的关联。

❶ 锦饰茱萸祈消灾

"福莫长于无祸"，无灾无祸是人生最大的福运，这是长期以来人类所形成的共识。对于人类而言，瘟疫的爆发意味着一场灾祸的降临，人烟断绝，千里萧条。因此，辟疫消灾也成为古人所祈求的重要福报。在传统装饰纹样中，为了表达对消灾避祸的祈福，往往会用到一种特殊的纹饰——茱萸纹。

《续齐谐记》记载："汝南恒景，随费长房游学，谓之曰，九月九日汝南当有大灾厄，急令全家人缝囊，盛茱萸系臂上，登山饮菊花酒，此祸可消。"此处的茱萸为吴茱萸，在古代茱萸被认为具有一种"神秘"的力量，能够防止灾厄、辟除邪恶，由此形成了重阳节插茱萸的习俗，而吴茱萸的这一功用使之有了"辟邪翁"的美誉。

茱萸祛邪避祸的这种"神秘"力量源于其本身的药用价值。重阳时节季节交替，阴雨绵绵，空气潮湿，易生霉蛀虫。吴茱萸气味芳香，插戴茱萸能够起到燥湿除虫防蛀之效，预防一些外界致病因素对人体的损伤。同时，处暑过后，天气转凉，阳气弱而阴气盛，新陈代谢减缓，许多人会出现食欲不振、畏寒怕冷等表现。吴茱萸性温而味辛，既能够温中焦阳气以醒脾胃，又能通肝经血脉以散寒气，促进人体的消化吸收与气血循行，以抵御初来的寒气。

茱萸的药用价值赋予了其"辟疫消灾"的文化内涵，而茱萸纹正是从植物吴茱萸的特征所演化而来。古人常通过在锦衣织物上纹饰茱萸图纹，来模仿替代插戴茱萸的方式，以祈福能够祛病消灾。

❷ 屋雕柿蒂祈安稳

家族的兴旺、国家的发展都离不开安定稳固的环境。家庭安稳方能和睦共荣，国家安稳方能团结昌盛。因此，对于安定安稳的祈福自古有之。在传统纹饰中同样也包含着象征安稳的图纹——柿蒂纹。

《尔雅翼》称柿有七绝，以"多寿"为首；《酉阳杂俎》一书又写道："木中根固，柿为最。俗谓之柿盘。"在木植之中，柿树以长寿闻名，且以柿树的根最为稳固牢靠。柿蒂在形态上亦较为独特，其宿萼在中间微微隆起，四个萼片分列四周。古人将其与五行五方相对应，宿萼代表中央，四个萼片代表四方，于是又赋予柿"护守四方"之意。由此，古人取柿树长寿、柿盘稳固、蒂守四方的特点，根据柿蒂的特征，创造了柿蒂纹，并将其用于门窗棂格的图案中，在寓意房屋坚固结实的同时，也借房屋的稳固祈福家庭、国家的安稳。

"柿蒂纹"的创意来源——柿蒂，也是一味中药。柿蒂药性趋下而沉降，归于胃经，具有温降逆气、降逆止呃功效，用于胃气上逆导致的呃逆嗳气，常单用煮汁饮用，是治疗呕逆的对症用药。同时，柿果味甘而涩，药性敛守，具有"健脾涩肠、治嗽止血"之功，能够保护固摄人体的精微，常用于慢性泄泻、慢性咳喘等病证的治疗，如同柿树的"守护四方"。

柿树的根盘稳固、柿蒂的守护四方衔接起了柿蒂纹与中药柿蒂的联系，在造就柿蒂降逆止呃的同时，赋予了柿蒂纹结实稳固的文化寓意，诉说着古人对生活安稳的祈福。

❸ 器纹忍冬祈昌隆

冬季的来临通常意味着百花凋零、万物凋敝，但自然界有少数植株能够凌冬不凋，忍冬便是其中的一员。《辞源》记载："藤生，凌冬不凋，故名忍冬。"忍冬的枝叶在寒冬之际依然枝繁叶绿，故得"忍冬"之名。同时，忍冬茎蔓向上下、左右不断绵延伸展，缠绕相依。也是于此，古人认为忍冬具有极强的生命力，故根据其叶片互生、茎蔓缠绕的植物形态，提炼出了忍冬纹，寓意对家族同宗同源、生生不息的祈福。

忍冬本身亦是一味药草，其茎叶及花，功用类同，以花与藤茎入药为主。忍冬花初开时花蕊花瓣为银白色，经二三日后，由银白转金黄，故又称"金银花""二宝花"。其凌冬不凋的特性，使金银花禀赋冬季阴寒之气而绽放，故性质寒凉，既疏散风热，又清热解毒，用于治疗风热感冒、温病初起、痈肿疔疮等病证。忍冬藤的功用则与金银花相似，但如同其植物本身绵延伸展，生生不息的特性，忍冬藤入药还能疏通四肢经络，具有通络止痛的作用。不仅如此，忍冬药味甘饴，《别录》将其列为上品，认为其"久服轻身，长年益寿"。家族的繁盛昌隆，离不开身体的健康，忍冬纹的内涵也借此得以进一步丰富，又赋予了健康长寿的寓意。

忍冬之名、忍冬之性、忍冬之用、忍冬之意，共同勾勒出纹饰文化中忍冬图纹的独特寓意，广泛运用于壁画与瓷器上，成为对家门昌隆、家人康健的美好祈愿。

纹饰图案的创造不仅仅只是源于古人对自然的观察，同样离不开人类对福祉的期望，而中药在在其中扮演着福运、福缘的符号。正是有了这类中药，纹饰的内涵才得以更为丰满鲜活，在带来美感的同时，更带来了古人精神上的寄托和对美好生活的祈福。

第三节　钱币祈福

对于福的内涵，《韩非子·解老》中以"全""寿""富""贵"为福，《尚书·洪范》将五福归纳为"寿""福""康宁""攸好德""考终命"，民间流传的五福则是"福""禄""寿""喜""财"。这些对福的理解各有不同，但对于"寿"与"富"的祈福却是一致的，而其中金钱被作为衡量财富的主要标志。

由于金钱在社会生活的重要性，使得钱也被赋予了祈福许愿的作用。如在许多祈福场合常以疏财贶^①[kuàng] 钱的方式祈求福运，过年时节长辈则以给"压岁钱"的形式保佑晚辈平安健康；民间常供奉金蟾，并将几枚铜钱衔于其口，以钱祈钱，以求招财进宝。这些或以疏财之法以求福运，或供奉钱币以祈财富，无不体现了社会对于钱的关注，也反映了人们心中的期盼和祝愿。

对于钱的关注也潜移默化地影响到了中医药领域。如唐朝名臣张说撰写《钱本草》以钱喻药，在医药相关的药名、方名、书名中，亦有着许多如"金不换""不换金""千金"之名，它们以一种特殊的方式向世人传递着"钱不是万能的"，当理性视财，合理祈财。

❶ 求财祈福宜有度

钱在社会生活中的重要性不言而喻，求财祈福亦是人之常情。然对

---

① 贶，赠送。

于金钱财富的追逐失于其度，则将违背了祈福的初衷，成为一种病态。为了纠正社会上对财富的病态追求，唐朝名臣张说效仿《神农本草经》的体式与语言，将钱比喻本草，撰写《钱本草》一文，言："钱，味甘，大热，有毒。偏能驻颜，采泽流润，善疗饥，解困厄之患立验。能利邦国，污贤达，畏清廉。贪者服之，以均平为良；如不均平，则冷热相激，令人霍乱。其药采无时，采之非礼则伤神。此既流行，能召神灵，通鬼气。如积而不散，则有水火盗贼之灾生；如散而不积，则有饥寒困厄之患至。一积一散谓之道，不以为珍谓之德，取与合宜谓之义，无求非分谓之礼，博施济众谓之仁，出不失期谓之信，入不妨己谓之智。以此七术精炼，方可久而服之，令人长寿。若服之非理，则弱志伤神，切须忌之。"

中药用药必先知药之性，辨病之证而对证用药，寒者热之，虚则补之。贫困之时物质匮乏、短吃少穿、饥寒交迫，而钱能充物质而温饥寒。药性理论中善疗寒者其性属热，善疗虚者其味多甘，故而将钱的药性以"味甘，大热"以概之。然是药三分毒，水能载舟亦能覆舟。钱的大热之偏性又会使人失于理智，爱财如命而成守财之奴，挥金如土而成败家之犬，唯利是图而成贪婪之辈，最终都将饮鸩止渴，而终为钱所惩戒，这便是钱的毒性。

钱之毒害能够侵蚀人的内心，但并非无从化解。在中药配伍中有一种方式称为相畏相杀，钱之毒性最畏清廉。东汉太守杨震以"天知、地知、你知、我知"中的"四知"夜拒王密赠予的十金，是廉政自律的千古美谈。清代杨震后人第59代孙杨其贤创立"四知堂"，把"四知"的廉政与医药结合起来，手书"修合无人见，存心有天知"，成为医药界廉洁的标杆。当廉洁与生财并行之时，钱财之毒便将被化解于无形。

《钱本草》全文短短二百余字，却将钱的特性与中药的药性，将对祈福求财的思考与药物的功效相融合，寓教于药，可谓是讽刺社会上拜金现象一篇旷古奇文，又可谓是对于社会世俗中那些金钱崇拜者的一剂灵丹妙药。

❷ 福币入药眼目明

虽说《钱本草》所描写的钱的药性与功效是作者所虚构的，但用以求财祈福的钱币，在古代的确是作为药用的。李时珍在《本草纲目·金石部》中载其能疗"翳障，明目，疗风赤眼"，或许乍一看看似是无稽之谈，实在却有理可寻。

铜为古代铸币的主要原料。经过岁月的洗礼，铜币表面会形成铜锈，这也是钱币入药的主要成分，入药称之铜绿或铜青。李时珍所说的"风赤眼病"，其因"睑眦俱赤且烂，见风益甚（《普济方》）"而得名，治疗时既要消毒而避免感染，又要敛疮以促进伤口的愈合，铜绿外敷具有很好的消毒灭菌以及收敛伤口的作用。所谓"翳障"即是眼部形成一些坏肉组织而遮蔽了视线，治疗时当先拔毒去腐，将一些腐坏的组织通过腐蚀的方式清除干净腐蚀坏肉，其中常用的拔毒去腐药便是铅丹。古人在铸造铜器时，常会和入一定量的铅，而经长期氧化后会形成铅丹的主要成分——四氧化三铅，这也赋予了铜绿一定的拔毒去腐功效，而用于眼目翳障的治疗。

铜绿在古代并不少见，一些古铜器上都可以获取。然《本草纲目》中将"诸铜器"合而论述，而将古钱币单列，并尤其突出其在翳障、赤眼等眼目疾病的治疗作用，之中的根源或许便是出于"见钱眼开"之说吧！

❸ 千金易药祈康健

福文化中"寿"与"富"是人们所最为关注的，但两者究竟孰轻孰重呢？在古代，药王孙思邈对此有精辟的概括"人命至重，有贵千金"，认为生命是最重要的，甚至比千金还要贵重，以此体现生命与健康的重要性。因而，当一剂药方能够治好患者疾病，带来康健之时，其价值便与千金相当。正是于此，孙思邈将其自己所编撰的方书以《备急千金药方》与《千金翼方》命名。

在中药药名中，这份对于金钱与健康的思考同样囊括其中。古时战争打仗十分频繁，刀剑伤是不可避免的，而在卫生医疗落后的当时，一次并不严重的伤口都有可能导致死亡。因此，有好的金疮药对于军队战斗力的提升是毋庸置疑的，也是金钱所无法替代的。于是，在中药中有许多药物由于对于刀剑伤突出的治疗作用而有着"金不换"的别称，其中最具代表性的药物便是三七。

刀剑伤的伤口表面不但出血不止，而且由于出血后离经之血积滞又可导致瘀血形成，伤口局部又会出现肿痛的症状。因此，在治疗上既要止血，又要活血、消肿止痛，但止血常留瘀，活血又会引起出血。三七最大的特点就在于止血活血兼备，既可以针对出血以止血，又可以针对瘀血以活血，具有"止血不留瘀，活血不出血"的特点，同时三七又有显著的消肿止痛作用，无论内服外用都有效，由此赢得了"金不换"的美名。时至今日，三七依然是外伤的要药和专药，著名的疗伤中成药云南白药中即有三七。

此外，在中药方剂中同样也有着相类似的称谓。收录在《古今医统大全》的"不换金正气散"便因其对于山岚瘴气、伤寒、疟疾等所导致的恶心呕吐具有极其显著的疗效，亦获得"不换金"之名。

方书名中的"千金"，中药名中的"金不换"，方剂中的"不换金"，其命名的用意不仅是为了突出方药功效的卓著及其带来的福运，也是为了借此让更多地世人牢记再多的金钱也无法比拟生命的珍贵。

固然中药本身与祈财之间并无直接关联，但张说的《钱本草》、古钱币的入药、金不换的药名之中却巧妙借助中药的语言向世人所传递着祈福求财的真谛，那便是"君子爱财取之有道"、切勿"见钱眼看"、健康远比金钱更重要。

在瑞物祈福的文化中，中药在其中或取其音，或取其形，或从其色，或从其味，或以纹饰寓福，或以草木寓福，在寄托祈福心愿的同时，也向社会民众传播着中药本身的药性与药用。

第三章　避祸趋福

　　人们常以祸福来归纳事物的结果，认为事有善果为福，事有恶果为祸，并在生活中十分重视趋福避祸的活动。但事有两面性，祸福亦是如此。《老子》曰："祸兮福之所倚，福兮祸之所伏"，历来认为福祸是相互依存、相互转化的。"福无双至，祸不单行""祸与福同门，利与害同城""有奇福必有奇祸"，福与祸对立统一，相互依存、相互转化。

　　何以为福？大富大贵是福，无病无灾、平平淡淡更是福。由此，人们在日常生活中都向往、追逐美好的事物，十分注重规避病灾以求福缘不断。人们总会在有限的经验里，在日常生活的点点滴滴中提炼出有助于趋福避祸活动的准则，其中最为典型的莫过于"病从口入，祸从口出"。因此，谨言慎语以避免祸从口出、慎食忌口以避免病从口入，成为人们实现避祸趋福的重要内容。然所谓"过犹不及"，在逐福避祸同时，也当警惕矫枉过正，以免福过而祸生、乐极则生悲，应能知足知止，方能真正守护福运的成果，实现和享受消灾避祸、求吉纳福的"善果"。

　　在中药文化中，避祸趋福的观念也被赋予在某些特定中药药名的谐音中，渗透在日常饮食的习俗中，也融合在治病防病的用药中。

第一节　谨言趋福

《水浒传》中宋江因在浔阳楼上题书反诗而被逼上梁山，明清时期的许多文人墨士因文字狱而身陷囹圄，隋代将领贺若敦则以"锥舌"的方式告诫儿子须谨言慎言。这些例子无不传递出"祸从口出"的真谛。因此，不言惹祸之说，不说不详之言，谨言慎言成为生活中避祸趋福的重要一环。

谨慎言行能避祸，同样也能用语言来纳福。每个人都不想生疾病，在取名时往往会规避"病""疾"或是与"疒"有关的字眼。但这些汉字有时与某些字组合之后却又可产生截然相反的意境，如西汉将领霍去病，北宋将领辛弃疾，父母为其取这样的名字，便是旨在寄寓能够远离疾病，身体康健，前程通达。也是于此，在甘肃兰州五泉山公园中的霍去病雕像前常有民众游客驻足以求"去病"健康，这便是通过命名以避祸祈福的艺术。

在中药文化中，许多药名的表达，同样也渗透了古人避祸趋福的情感，如称"淫羊藿"为"仙灵脾"，"山药"代替"薯蓣"成为药物正名，"路路通""合欢"万年青"所寄托的情感等，无不传递着古人的语言艺术与智慧。

❶ 药名避讳避灾祸

"名"不仅是每个人和物品的代号，更是对各种客观存在的事物本质与特性的高度概括。名之于人、名之于物，蕴含着人们所要表达的某种意境、寓意、寄托、向往。因此，名正言顺的思想深刻地影响着中华文明的进程，"君君、臣臣、父父、子子"无处不在，药名亦然。如果名字被他人随意提及或侵占，那么被侵占者就会受到伤害。当这个名字是一国之君时，名字的随意占用可能为君王本身及其掌管的国家带来灾祸。为了避祸趋福，在古时日常用语中常须隐去在朝君王之名，于是有了"人名避讳"的文化现象。

中药的药名作为传统语言文化的一部分，自然也必须遵行避讳之制。历代本草典籍中明确记载的避讳现象不乏少数。如"玄胡索""玄参""玄明粉"，先后为避讳唐玄宗李隆基、宋圣祖赵玄朗、清圣祖康熙玄烨等帝王而多次化名"延胡索""元参""元明粉"；再如"薯蓣"本为古人对山药的称谓，但为避唐代宗李豫而改为"薯药"，又为宋英宗赵曙之名讳，再改为"山药"，并逐渐流传下来，如今"山药"也代替"薯蓣"成为其正名。东晋十六国时期，赵开国皇帝石勒的避讳之制有着更为严苛的要求，不仅须避其名讳，将香药"罗勒"改名"兰香"，又石勒为羯族人，在古时中国称为"胡"。《晋书·石勒载记》述："勒宫殿及诸门始就，制法令甚严，讳胡尤峻。"石勒认为"胡"带有轻蔑之意，故亦须忌讳"胡"字，而将"胡荽""胡瓜"改名为"香荽""黄瓜"。

这些药名背后不仅保留了中华传统文化所特有的避讳现象，也默默传递着古人避祸趋福简朴的心理诉求。因此，药名不仅仅体现了药物本身所具有的特性（生长、产地、功用等）以名正言顺，而且其来历、变迁也深深地打上了中国古代文化、精神追求的烙印。

❷ 药名雅化趋福祉

古人对人名、物名格外重视"取名"。名号并非只是对事物外观特征的描述，同样也寄托了起名者对事物、个人的期望与要求，这也是儒家主张"正名"之所在，实际上更多的是精神意境。如孔子弟子取名冉耕，字伯牛，寓意能够如耕牛般勤勉奉献，品德高尚，而冉耕确以德行高尚著称，不负其名。孔子之子取名鲤，字伯鱼，寓意能够如鲤跃龙门般拼搏向前，出人头地，孔鲤虽无卓越建树，但却能尊礼守纪，胸襟豁达，亦不负众望。两人都可谓是正其名号称谓，名正而言顺。

这样的正名思想也同样衍生到中药的命名中。对于许多药物，古人亦并未简单地采用药物的部位、形态、颜色等其特征命名，而是将其对药物的期望与要求赋予名称中。古人敬畏于上天，故以"灵""神"命名，意在期许药物的功效能"有如神助"，如称磁石、肉芝为灵磁石、灵芝；称淫羊藿为仙灵脾；以六位神灵配以制曲的六味药物而作六神曲；将祛风湿效用显著的药物称为威灵仙等，无不体现了古人祈盼健康长寿的精神追求。

同样地，对于一些难登大雅之堂但效用卓著的药物的药名予以雅化。如一些内脏器官、排泄物，去俗赋雅，如称"胗内黄皮"为"鸡内金"、称"胎盘"为"紫河车"、称"蚕屎"为"蚕砂"、称"鼹鼠粪便"为五灵脂、称"蝙蝠粪便"为"夜明砂"、称"鸡蛋衣"为"凤凰衣"等。鸡内金能够功善消食；胎盘有着很好的滋补作用，能够补益精血；蚕砂祛风湿止痛的作用能被用来治疗多种风湿痹痛；五灵脂能化瘀止痛；夜明砂能明目；凤凰衣能养阴止咳、敛疮生肌。上述中药的神验功效，往往具有不可替代的作用。将其药名稍加雅化，无疑会大大提高患者内心的认同感与接受度，疗效亦会随之增加。

在这些药名雅化背后正是每一位医家对患者康健的福愿，希望药物能够不负其名，"名正言顺"地将健康播撒人间。

❸ 药名谐音述福意

中国语言十分讲究表达和应用的技巧，而且这种技巧随处随时可见，如人在探望患者的时候，往往携带苹果作礼物，寓意住院患者平平安安，早日康复。这种以谐音表达了人们内心祝福的现象，演化成吉祥话"讨口彩"的习俗，体现了人的精神追求，实质是"谐音趋福"的文化渊源。

谐音趋福文化在中药的应用中十分普遍。如葫芦是古代医家盛放药丸、药酒的容器，象征着康健与长寿。结合谐音则使它的寓意进一步丰富，"葫芦"之名谐音"福禄"，在古代代表了仕途前程。由此将这些属性相融合，在家挂置葫芦集福、禄、寿于一身，成为祈福的不二之选。"竹"谐音"祝"，在新春佳节，点燃爆竹，本是用"砰砰"声以驱赶野兽，现今则是寄托着驱赶灾祸、迎接福气的美好祝愿。又如清代徐珂在《清稗类钞》中曾记载"食瓜祈子"的习俗，曰："中秋之夕，徽州有送瓜之俗，凡娶妇而数年不育者，则亲友必有送瓜之举。"所食多为南瓜，因南瓜多籽，"南"谐音"男""籽"谐音"子"，寓意祈子之福。

中药的许多药名本身便寓意有美好幸福之意，如忘忧、合欢、一见喜寓意了生活的无忧无虑；路路通、王不留行、远志寓意了前程远大与通达；万年青、千年健、千年润（石斛别名）则是长寿康健的期盼；厚朴、细辛、知母又是对为人品格的期许等等。

虽说在言语的避祸趋福中，中药更多只是以药名的形式出现，甚至不具备任何作为药物的治疗作用，但不可否认，这些药名的避讳、雅化与谐音本身亦是中医药文化的一部分，是中医药文化价值的聚焦与缩影。

第二节　慎食趋福

疾病作为健康最大的敌人，如何摆脱疾病、预防疾病成为自古以来所追求的目标。《尚书·洪范》中也将"康宁"作为五福之一，位列五福正中，作为福源的根基。

所谓"病从口入，祸从口出"，不慎的言辞会给人招来祸患，而疾病发生与饮食息息相关。自远古时期，先民们便已经对饮食健康有所关注。在学会使用火后认识到"燧人始钻火，炮生为熟，使人无腹疾"。圣人孔子则指出"食饐［yì］[1]而餲［ài］[2]，鱼馁而肉败，不食""臭恶，不

① 饐，指（食物）腐败发臭。
② 餲，指（食物）经久而变味。

食""不时，不食"等，非常重视饮食的卫生、食材的新鲜，以预防疾病的发生。张仲景在《金匮要略·禽兽鱼虫禁忌并治》中进一步强调了饮食适宜对人体健康的重要性，云："凡饮食滋味以养于生，食之有妨，反能为害。"适宜的饮食是人体预防疾病、守护健康的第一道关卡。

由此，从饮食上避害趋利、防病保健是避祸趋福活动中最简单也是最有效的一种。

❶ 慎食忌口远病邪

"病从口入"所形成的最简单，也是最有效的预防措施，便是慎食忌口，通过忌食一些可能带有致病因素或者引起病情加重的食材，以规避"病从口入"发生的可能。

在慎食忌口中，"忌食生水"便是其中的代表。李时珍在《本草纲目·水部》中云："凡井水有远从地脉来者为上，有从近处江湖渗来者次之，其城市近沟渠污水杂入者，成碱，用须煮滚。"其指出生井水常掺有别处的污水，应在饮用应尽可能地煮沸达到清洁的作用。正是如此，许多名家名士将饮生水而求死视为一种气节的象征，如明代谏臣杨涟在受到宦官魏忠贤迫害，屡经拷打后做出了"每晨起多饮凉水，以求速死（《文章辨体汇选》）"的决定。因此，饮用烧煮过的水成为一种传统习俗，化身为中国人疾病预防的第一道防线。同时，水质本身也会对水产生物的食材安全带来较大的影响。1988年爆发于上海的甲型肝炎大流行正是由于吃了捕捞于被甲肝病毒污染水源的毛蚶所致，由此也充分强调了水质洁净的重要性。

除对于普通人群的忌口防病外，对于特殊人群或是疾病状态也有相应的饮食忌口要求。如哺乳期妇女应当忌口麦芽，因麦芽具有回乳、断乳作用，会减少乳汁分泌；月经期妇女应慎食生冷，以避免损伤阳气，而使寒凝气滞，引起痛经；老年人群应少食油腻，以减轻脾胃的负担，防止消化不良。同样的，在一些疾病状态也须回避饮食对病情的影响。如寒性咳嗽应忌食海鲜生冷等阴寒性质食材，以免雪上加霜；痔疮人群应忌食辛辣刺激等温热性质食材，以免火上浇油；高血压人群饮食应少盐；痛风人群饮食应少嘌呤等。

在慎食忌口预防"病从口入"同时，古人也巧妙地利用食材搭配以实现病从口出。如鱼脍（生鱼片）产于水中而性阴寒，肉质肥美而难消化，于是古人在食用鱼脍时搭配上葱、芥、苏、蒜、姜等，这些佐剂为辛温之品能够监制鱼脍的阴寒之性，又归于脾胃经，能够温中行气以助消化，同时葱、蒜、芥、苏、生姜之品又善杀腥膻之味，解鱼蟹之毒，能够防治由于鱼脍馁败而引起中毒的可能。这样的食材搭配东渡传至邻国日本，并在日本得到保留和发展，形成了如今以红姜作为前菜，鱼生搭配苏叶，芥末掺入酱油，蘸取而食的刺身文化。在预防疾病的同时，又最大程度保留食材的原汁原味。

由此，在充分重视遵循这些慎食忌口下，利用一些中药的特性以使"病从口入"到"病从口出"，能够预防疾病，达到避病趋福的目的。

❷ 不时不食防病患

气候的转化、四时的更替是自然界的变化规律。古人关注到这一自然规律，不仅以此制订二十四节气用于指导农耕，亦将四季的变化规律融合在日常饮食中，于是有了《论语·乡党》中圣人孔子"七不食"中的"不时，不食"，要求按时令来饮食。

不同的食物在不同的时令孕育生长，形成了"时令菜"的概念。"春食芽（菜）、夏食瓜（豆）、秋食果、冬食根"是民间对顺时而食的经验总结。这些总结不仅是源于对农作物生长规律的认识，也暗含防病保健的养生之道。春芽万物萌发，是韭芽、豆芽、椿芽等芽类蔬菜生长旺盛的时节，而芽类蔬菜通常能够升发人体阳气，与自然界渐生的阳气相应。但到夏日阳热亢盛，不仅芽叶渐老且易生虫变质而引起腹泻，又可能使阳气升发太过，而引起阳亢，这也是为何古人说"韭春食则香，夏食则臭"的道

药仪文化——中药与文化的交融

理。瓜类、豆类在夏日有外皮保护不易腐败发生虫害，且瓜类、豆类性味寒凉且富含水分，既能清解暑热，又能够生津解渴，是夏季时令菜，如扁豆既能解暑化湿，又能健脾开胃。至秋季天气转凉，再食用寒凉瓜类则可能导致腹泻的发生，故而俗话又有"秋瓜坏肚"之论。

在栽培技术提高后，古人学会使用温室种植的方式，非时之菜也由此产生。西汉《盐铁论·散不足》所提及的"冬葵温韭"便是在温室里培养出来的非时新味。其中葵在古时被作为百菜之主，是民众常食的蔬菜。然葵叶性寒而滑利，故"食葵须用蒜"，以蒜之温热，监制葵之阴寒。逾冬而生的葵则寒性更甚，更有"动五种留饮，吐水"之弊。因而，《汉书·循吏传》记载："此皆不时之物，有伤于人，不宜以奉供养，及它非法食物，悉奏罢，省费岁数千万。"其认为这些非时新味不仅违背了作物的生长规律，食之有害于身体，更是耗费巨大，可能给国家带来了灾祸，故对"不时之物"予以遏止。不过，正是冬葵相比于春葵更为寒凉而滑利的偏性，却成就了冬葵子的药用价值。冬葵子清热利尿消肿之力更甚，在水肿、小便不利、热淋等病证治疗中有着广泛的应用，相反春葵子则不堪药用。

由此可见，"不时不食"所体现的不仅是古人对作物自然生长规律的遵循，也是古人防病趋福的重要途径。正是如此，在反季节蔬果日益普及的今日，吃"时令菜"并未因此而被淡忘，甚至消亡，反而愈发受到关注。

❸ 戒食荤辛趋福缘

清代刘智在《天方典礼》中云："饮食，所以养性情也，以彼之性，益我之性。彼之性善，则益我之性善；彼之性恶，则滋我之性恶；彼之性污浊不洁，则滋我之污浊不洁性。"其指出饮食不仅是满足口腹之欲的手段，同时也能够影响我们的内在精神品性。饮食污浊则品性不洁，品性不洁而祸至福去。于是有了古人常通过饮食戒律以避祸趋利的文化传统。

"不茹荤酒"是饮食戒律重要的表现形式之一。从造字来看，"荤"是"晕"的省略，本意是令人不清醒的蔬菜。对于"荤辛"的界定，《本草纲目·菜部》云："五荤即五辛，为其辛臭昏神伐性也。练形家以小蒜、大蒜、韭、芸苔、胡荽为五荤，道家以韭、薤、蒜、芸苔、胡荽为五荤，佛家以大蒜、小蒜、兴渠（阿魏）、慈葱、蒠为五荤。"各家对于"五辛"的范围有所差异，但上述罗列的"五辛"都有着明显的共性：闻起来气味强烈刺激，食后口腔里会残留异味，而使闻到的人感到不悦；在药性上又多具辛、热特性，往往具有发散、温阳、活血的作用；食后会令人产生兴奋之感，影响思考判断、妨碍修身养性。

　　对于酒亦是如此，虽然芳香醇厚之味、飘飘欲仙之感、散寒通阳之效赋予了酒在传统饮食与中药文化中重要的地位，有"无酒不成宴""酒为百药之长"之说。但同样也因其剽悍、温热之性会使人性乱神损，思虑不明，行事不清，而须予以为戒。

　　因此，在一些特殊场合戒食荤酒，正是为了保证清晰通达的思路，抛开纷乱的杂念，实现避祸禳灾，而与"福运"结缘。

　　一日三餐是每个人生活最基本的需求。慎食忌口、不时不食、戒食荤辛，或许我们难以改变环境气候，但却可以通过"管好我们的嘴"身体力行地防止疾病灾祸的发生，实现"吃出美味，吃出健康"的初衷，直接而有效的实践避祸趋福。

第三节　知足趋福

　　何为福？每个人的福运、福缘、福愿不同，见解各异，也体现了个人对福在精神上追求的不同。对于富贵贫贱而言，富贵是福；对于健康病痛而言，健康是福；对于喜悦苦闷而言，喜悦是福，同时也希望"福运"越多越好，"年年有余"更是传统福文化中最具代表性的语言。

然老子《道德经》中言："金玉满堂，莫之能守。富贵而骄，自遗其咎"，满屋的金玉财宝，无论是谁都难以长久持有，当因富贵而生骄纵之心，更会给自身带来灾祸。庄子在《杂篇·盗跖》中同样借"知和"的口言，曰："平为福，有余为害。"以此告诫世人物极必反，乐极生悲，追求福运并非多多益善，均平知足是福，避免福过而祸生。

因此，无论是对于珍馐美味，还是健康强身、欣喜怡悦，都应知足而不偏执。饮食偏盛则伤身、进补偏过则碍体、情志偏极则劳神。中药的治病原理和用药原则正是"以偏纠偏""以平为期""中病即止"。在追求健康福运的过程中，中药的偏性既是纠正失度的良剂，也可能成为引起失衡的毒药，警醒着我们"知足方能趋福""祸莫大于不知足"，不能医药过度。

❶ 食饮有节享口福

从食不果腹到酒足饭饱，从粗茶淡饭到珍馐饕餮，食材上的丰富在满足口腹之欲、生存需求的同时，饮食上的偏嗜与过盛却也成为一些疾病产生的根源。以夏季防暑降温为例。

炎炎夏日，暑热难耐，适当饮用一些清凉解暑之品确能消解暑热，清心安神，诸如酸梅汤、绿豆百合汤、西瓜等成为古今常用的解暑品，其中主要原料便是中药乌梅、绿豆、百合，即便是西瓜皮也是一味十分常用的解暑中药，即西瓜翠衣。这些中药在夏季的应用，让人在经受炎热酷暑的同时领略到凉爽所带来的快感和幸福。进入到现代社会，伴随着冰箱、空调的普及应用，人们对抗暑热的方法更为多样，各种冷饮、冰镇饮料、冰镇食品、冰镇西瓜应运而生，室内场所的冷气更令人倍感凉快，人们正在享受着现代科学技术所带来的幸福。然而，这种"幸福"也是过犹不及的。一部分人贪图凉爽，不加节制，在大汗淋漓、汗孔开泄之际，大口饮用冰镇饮料、冰镇绿豆汤、嗜食寒凉食品、享受着冷空调带来的嗖嗖冷风，甚至在晚上入睡时，门窗紧闭，整夜开着冷空调。结果，寒冷之气顺着汗孔、肌表侵入人体，损伤脾胃，从而出现夏季因感受寒邪、寒气而患病，如"阴暑证"。

阴暑证是发于夏季的风寒感冒，相比于普通的风寒感冒，夏季风寒感冒常兼杂暑湿之邪，伴随有食欲不振，呕吐腹泻等胃肠道症状。中药香薷、藿香等是治疗阴暑的要药和专药，既能够针对风寒以发散风寒，又能够针对暑湿以化湿祛暑。因此，以香薷为主药的香薷饮、以藿香为主的藿香正气制剂便成为夏季的常用中药制剂。民间"夏食生姜"的习俗、《黄帝内经》中"春夏养阳"的论述，核心告诫在夏季不应过于贪图寒凉，在防暑降温的同时，应注重适度，避免寒凉对人体的损伤。

"饮食自倍，肠胃乃伤""因而饱食，筋脉横解，肠为痔""肥者令人内热，甘者令人中满""膏粱之变，足生大丁"，这些记载于《黄帝内经素问》的经文在现代依然具有十分重要的意义，突出了饮食均衡的重要性，以及过食、偏食所带来的弊端和病证。在现代，一些患者或过食高脂肪、高蛋白而患高脂血症、肥胖，或过食高嘌呤饮食而患痛风，或过食腌制、咸味过重食品而患高血压、肿瘤等，由此不但成为突出的医疗问题，而且也是重要的社会问题。对于这些疾病的治疗，也有相应的中药，如针对肉食积滞的山楂与鸡内金，针对米面积滞的谷芽与麦芽，针对酒醴过饮的葛根与枳椇子，针对湿毒蓄积的泽泻、荷叶、山慈菇等。

宋代文豪苏轼曾言："口体之欲，何穷之有，每加节俭，亦是惜福延寿之道。"品尝美味、一饱口福无疑是快乐幸福的，但是过度偏嗜与暴饮暴食所带来的"富贵病"却打破了幸福的天平，将人们从口福中带离。阴暑中的香薷、藿香，食积中的山楂、鸡内金，酒毒中的葛根、枳椇子，湿毒中的泽泻、山慈菇等中药，利用其药物的偏性使人重享口福，既体现了"食饮有节""平衡是健康"的养生理念，也传递着中药解除疾苦、恢复健康的求福之道。

❷ 进补有度健康福

体魄强健，身体安康是每个人都所向往的福愿。为了达成这一心愿，许多人把视线转到了"补药"之上，青睐于补药，祈望通过"药补"来强身健体，祛病延年。在民间更是流传有"补药有病治病，无病强身"的观点，形成了"闻补则喜，惟补是用"的社会风潮。

"虚则补之"，"补"乃针对虚证而言，以药物补益的偏性纠正人体虚损之不足。人参、虫草、鹿茸、阿胶、枸杞、石斛等为补虚的代表药，作用强大而效力持久，适用于元气不足、命门火衰、阴血耗伤、肝肾不足之证，用之得当，有益人体，确保健康。然则成也补药，败也补药。补药虽好，人皆喜之、求之，但并非人人适宜，更不适合于过用、滥用。补药用之不当，则因其补益之性而破坏人体的生理平衡而引发疾病的产生。如有些家长担心孩子营养不足，体质虚弱，因而给孩子服用人参、虫草等补药。如儿童因先天不足，出现发育不良、发育障碍，适当服用人参、冬虫夏草确实有助于改善体质，推动正常的生长发育，但一旦正常就不应该因其有效而持续应用，否则会起到适得其反的效果。对于一些发育正常的儿童则不应服用参茸、虫草之类的药物，用之则会起到揠苗助长的效果，致使其肾中精气被提前激发而致早发育、性早熟。

临床上还经常见到一些患者因为长期大量使用枸杞子而出现"内热"症状，由此认为枸杞子的药性是温热之性。实则不然，枸杞为补益肝肾的要药，质地滋润，具有滋补肝肾之阴的作用，用于肝肾阴虚和精血不足的病证和体质。部分人之所以在服用枸杞子以后，出现内热现象，究其原因就同样在于过用、多用枸杞子。

水能载舟亦能覆舟，人参既能救人也能杀人。进补之中同样须掌握"度"，知人体之状态，晓药物之偏性，适而用之，方能强身益寿，祛病延年，趋近天年之福。然不知药物之偏，惟补是用，则反将使人在通往健康的道路上渐行渐远。

❸ 情志有衡心境宁

五福之中，"康宁"不仅体现了身体生理的健康，也体现在情绪心理的健康。"喜怒忧思悲恐惊"的七情之中，喜总是与幸福相伴而来，喜悦之情能使人神清气爽，身心康泰。

然情志的表达亦需平衡有度，即使是令人愉悦的喜乐之情，波动过度同样会对人体的造成影响。清代吴敬梓在《儒林外史》中记载的"范进中举"典故中，范进年逾五十，屡试不第，一朝中举得志，却因过于喜悦，另其精神受到刺激，竟发为疯癫。这也是"过喜伤心"的典型案例。故事中吴敬梓又取五行相生相克中"恐胜喜"的关系，通过范进平日最为惧怕的岳父胡屠夫的一巴掌，最终清醒过来，生动体现了情志相胜法治病的应用。

在对情志过极的调畅中也同样有着中药的身影。清代医家费伯雄《医醇賸义》中取建立中极之道，恢复情志平衡之义，创立"建极汤"，专用于治疗过喜伤心，心气大开，阳浮于外之证。《素问·举痛论》言："喜则气缓。"《灵枢·本神》曰："喜乐者，神惮散而不藏。"过度的喜悦，会导致心神难以收藏，心阳涣散于外，故而发为癫狂。因此，建极汤中针对心阳涣散于外，以琥珀、辰砂之重镇之性重潜心阳，针对心神难以敛藏，以五味子、白芍之酸收之性收敛心神，又针对心神失于濡养，以黄芪、人参补心气，以柏仁、天冬养心阴，以枣仁、大枣益心血，以当归、丹参通心脉，合方集潜心阳、敛心神、补心气、养心阴、益心血、通心脉于一体，进而使大开浮越的心气得以回复，实现心境的平和安宁。

正所谓"不以物喜，不以己悲"，情志有衡，则心态平和，只有心态平和才能真正体会到幸福的滋味，中药在这之中同样发挥着以偏纠偏，恢复平和之用。

《老子》曰："祸莫大于不知足；咎莫大于欲得。故知足之足，常足矣。"无论是在面对珍馐美味的诱惑、长生久视的愿望、升官进职的喜悦，

药仪文化——中药与文化的交融

都应能够控制在适度的范围之内，饮食有节，进补有度，情志有衡，知足而常乐。福愿与知足就似天平的两端，中药则是一枚砝码，以其药物的偏性协调着两者的平衡，实践着"知足趋福"的美好寓意。

从谨言慎语、远离灾祸，到慎食忌口、吃出健康，再至知足有度、感受福意，在与灾祸战斗的过程中，世人的健康也逐渐得到了保障。这是人与灾祸之间的抗争，也同样是世人避祸趋福活动的缩影。

第四章 绵寿延福

长寿历来是人们所孜孜不倦追求的目标。在《尚书·洪范》所载的"五福"中不仅以"寿"字为先,"康宁"和"考终命"的含义同样与"寿"字相近,意在表达古人对"尽享天年,无疾而终"的憧憬,反映了"寿"在传统福文化中的地位。

"寿",甲骨文中"寿"字写作"𫖯",其中"𝄢"为不断延伸之意,而"𝄡"与"𝄟"都为"夕"的原形,意指肉身,表示肉身长久延续。《说文·老部》云:"寿,久也。"本意即为活的长久。金文中以"𫖯"与"𝄢(老)"叠加作"𫖯",表示"年老"的特征。有些金文,在其基础上补充了象征"道贺"的"𝄡(口)"或是象征"操持"的"𝄟(又)",而作"𫖯"与"𫖯",意指向长寿老人道贺,或是手捧"寓意长寿"的礼物向其庆贺以示尊敬。因而,"寿"字在表达"长寿"的同时,还可引申为庆贺老者长命的含义,也蕴藏着一份古人对一些寓意长寿之物的崇拜。

"寿"字在传统文化中已然超出了文字本身,成为一种寓意纹饰,造就了富有特色的寿字纹与百寿图,而其内涵也伴随着古人对长寿的憧憬及对长寿之人的尊敬不断被加以充实,造就了中国独具特色的寿文化。在增寿、祝寿、寓寿的文化特征中,一些传统中药不仅作为药物本身参与其中,其蕴含的文化内涵同样在传统寿文化中扮演着重要的角色。

第一节　增寿延福

为了长生，人类通过各种方法和手段来延长寿命。早期，除了借助神灵之力的庇护外，古人也试图通过服食方式以达到长生，秦始皇派遣徐福寻求仙药，医者遍访深山采集仙草，方士置身道观制炼仙丹，揭开了医药增寿的序幕。

伴随对医药认识的深入，古人的视线也从对虚幻"仙丹仙药"的渴求转向了实际"医药"的探索，越来越多具有延年益寿功效的药物被发现。《神农本草经》中设上品之药，列"不老延年"之品，以针对衰老的面槁发脱，有"润泽""好颜色"的菌桂、柏实；针对衰老的齿脱萎软，有"生齿""强筋骨"的鹿茸、枸杞子；针对衰老的健忘神昏，有"强志""安魂"的菖蒲、茯苓等，逐渐形成了系统的医药增寿文化。

❶ 服桂养阳延寿龄

《素问·生气通天论》云："生之本，本于阴阳。"又云："阴平阳秘，精神乃至。"其强调了阴阳平衡在生命活动中的重要性。这种平衡是在阳气主导下实现的，《素问·生气通天论》言："阳气者，若天与日，失其所则折寿而不彰。"《类经图翼·大宝论》言："天之大宝，只此一丸红日；人之大宝，只此一息真阳。"其明确了阳气对于人的生死起到了至关重要的作用。清末名医郑钦安进一步明确阴阳平衡的前提在于"阳主阴从"，强调阳气是人体生命活动的原动力，擅长运用"附桂姜"的扶阳之法治疗疾病，从而开创了"火神派"的先河，其中的"桂"便是桂皮与桂枝。

"桂"乃木中之"圭"。"圭"的本意是放在水平面上用以记录表柱日光投影的刻度玉条，进而引申为贵重的玉制礼器，而"圭"也是古代微量的容量单位，为一升的十万分之一。测日影之器与太阳有关，玉石为阳精之纯者，容量的万分之一单位测的就是水气，这三方面都提示其与阳气有关。"圭"与"木"结合的"桂"所体现的也是桂与阳气的联系。

无论是桂枝、肉桂，其药性皆为温热之性，功用集中体现于"温"，为治疗阳气不足的要药。桂枝功善温通，走中上焦，善于治疗中上焦阳郁寒证；肉桂功善温补，走中下焦，善于治疗中下焦阳虚寒证。故关于桂枝的使用，古人有这样一句经验教训称"桂枝下咽，阳盛则毙"，足可见桂的纯阳之性。

桂枝的纯阳之性，古人有过两个实验予以证实。一个是"木得桂则枯"，肉桂树具有浓烈的香气，可抑制其他树的生长，最后成为"间无杂树"的纯桂树林，故《尔雅·释木》云："梫，木桂。"李时珍释为"侵害他木"之意。第二个实验是"以桂为丁，以钉木中，其木即死"，将桂做成钉子，植入其他树木内，其他树木便会逐渐死亡。故《说文解字·木部》中对"桂"的解释中，称"桂"为"江南木，百药之长"。

从桂枝的功用特点来看，其作用范围遍布周身内外，既能解肌以退热，又能温里以散寒，既能暖中焦阳气，又可化下焦水湿，既能入气分以发散，又可入血分以温通，可谓是"能表能里、能补能泻、能气能血"。由此，《名医别录》中言桂枝可"宣导百药"，足可见桂枝功用、应用的广泛性，其"百药之长"的美誉亦可见一斑。

正是于此，桂成为养生增寿的佳品。每至举觞祝寿之际，总会发出"欲将何物献寿酒，天上千秋桂一枝"的感叹。

❷ 沐柏泽发续寿颜

白发是人体衰老的标志。古人重视头发，追求乌黑浓密的发质，希冀容颜的不老，彰显活力的旺盛。

中药中有许多乌发、生发的药，具有显著的延缓衰老作用，柏就是其中之一。柏凌冬而不凋、蒙霜而亦坚，自古便被视为是多寿之木，长寿的象征。《本草纲目·木部》引《枕中记》云："采当年新生柏叶……以酒下。服一年，延十年命；服二年，延二十年命。"《太平御览·木部》引《仙经》又有"服柏子，人长年"的描述，认为服食柏子、柏叶能够达到助寿延年的目的。不仅如此，柏"不与物变迁，经冬而弥翠"的特点，又恰恰应合古人期望历经沧桑，依然容颜不老的诉求，在功效上表现为润泽须发的作用。

《素问·上古天真论》在描述人体的生长壮老时提到：女子"五七阳明脉衰，面始焦，发始堕"，男子"六八阳气衰竭于上，面焦，发鬓斑白。"其认为须发浓密就代表生命力旺盛，须发变白就是生命精力逐渐衰竭的一种表现。同时，对于须发与气血的关系，中医中有这样一句概括称为"发为血之余"。因此，当气血不足，或者外邪影响气血循行时都可引起须发失于气血的濡养，而致脱发白发的发生。

柏润泽须发的特点在于：柏子仁质润滋养，归于心肾二经，能够滋养心血，充蓄肾阴，在交通心肾、益智宁神的同时，也能够补益阴血，濡养须发，用于气血亏虚之脱发白发。此外，当阴虚生热，热入血分，煎熬阴血，又可导致血热风燥，以使毛发干枯脱落。柏的另一味药物侧柏叶性味苦寒，入血分，能够凉血乌须，黑润鬓发，如《太平圣惠方》以其炼制蜜丸口服治疗眉发不生，孙思邈在《食忌》中以生柏叶研末以麻油涂于头皮治疗头发不生，在《备急千金要方》中则以柏叶绞汁沐头令发生长，既可内服，又可外敷，亦可沐浴，应用方式多样，能够用于多种脱发、白发。

衰老无法抗拒，两鬓斑白，齿摇发脱必然出现，但却可以延缓、能够改善，古人深以为然。以长寿之树柏之子叶乌发生发正是期望其能延年益寿，增添一份"老夫聊发少年狂"的勇气，在本应霜髯雪鬓之年，能够依然雄姿英发，践行着"老骥伏枥、志在千里"的信念。

❸ 灵芝静神安寿心

人的生理衰老无可避免，但在精神上却可乐观向上、好学不倦，所谓的"人老心不老"，这也是延寿文化的重要内容，旨在强调人除了关注形体的调补以延年益寿外，更要注重精神上的调摄，保持内心的豁达，如此才能达到久视长生。于是便有了灵芝在寿文化的广泛使用。

《风俗通义·祀典》曰："灵者，神也。"《说文·艸部》云："芝，神艸也。"故灵与芝二字，都寓意了灵芝是一种富有灵性的药草。葛洪《抱朴子·仙药》描述了灵芝的采摘条件："但凡庸道士，心不精专，行秽德薄，又不晓入山之术，虽得其图，鬼神不以与，人终不可得见也。"可见，只有德行修为高的才能发现灵芝，而灵芝生于离世绝尘、清幽之处的生长，更是与"清静无为"的境界相契合。

灵芝因其性味甘平，能补益气血、益精强体，常应用于气血不足、肾精亏虚之虚劳病证，被历代医家视为延年益寿的要药。早在《神农本草经》中便将"芝"列为上品之药，言其"久服轻身不老，延年，神仙"。崇尚服石饵丹的东晋养生家葛洪亦在其《抱朴子》中将诸芝与丹砂、黄金、白银等金石之品共同列为"令人身安命延，升天神"的仙药。在寿文化之中，流传有麻姑历经十三年用清泉与灵芝酿酒，并撷灵芝酒前往昆仑为西王母贺寿，而登真人之位的传说，成就了著名的"麻姑献寿图"。

灵芝延年益寿的特点体现在其性用特点上。古语有"天之三宝，日月星；人之三宝，精气神"，精气神共同维持着人体正常的生命活动，其中精是物质基础，气为功能状态，神是两者作用于人体的外在表现，三者互不分离，故治神离不开精与气。灵芝功专安神，既归于肾经可益精血补充物质，又归于心经可补心气增强功能，从而共同达到交通心肾、安神定志的作用，故为治疗气血不足、心神失养之良药，能够借药力帮助心灵达到"致虚极，守静笃"的境界。

第二节　贺寿延福

尊老、敬老思想的形成是人类文明的标志之一，也是社会发展到一定程度的体现。据《礼记·卷之四·文王世子》记载：天子"始之养也，适东序，释奠于先老。遂设三老、五更、群老之席位焉。适馔省醴，养老之珍具，遂发咏焉，退，修之以孝养也。"周王特设三老五更之位，并以父兄之礼尊养国内德高望重、阅历丰富的长者，以示孝悌之道。

在此基础上，养老之礼便应运而生，尤其体现在老年人的寿宴上。寿宴的形式民间多以"六十岁"作为祝寿的起点为父母做寿，每十年作"大寿"，每五年作"小寿"，发展形成了"做寿庆生"的贺寿文化，以此表达晚辈希冀老人健康长寿的凤愿，以及对长辈养育之恩的感激。

在做寿庆生的过程中，家庭成员或亲戚朋友都会准备一些象征吉祥的寿礼前来贺寿，献寿桃、吃寿面、饮菊酒是祝寿文化中最富特色的寿宴形式，在丰富多彩的寿礼中，许多寓意吉祥、性用调养的中药成为不可替代之品。

❶ 蟠桃贺寿庆长生

桃为长寿圣物，与西王母有关。相传西王母种植仙桃，能够使人延年长生。《汉武帝内传》中，汉武帝曾获西王母所赐四枚仙桃，可以延年。虽不长享无期，上升青天，亦能身生光泽，还发童颜，役使群鬼，得为地仙。张华的《博物志·史补》记载有"东方朔偷桃"的故事，称仙桃三千年结果，仙桃令人长寿的观念也进一步深入人心。由此，衍生出《西游记》等文学作品中三月初三西王母主持蟠桃盛会，宴请诸仙为自己祝寿的神话传说，致使各种形状的寿桃成为寿宴上的常客，以表达对长寿者的美好祝福。

桃作为药用一身皆可入药：食桃肉能够"作脯食，益颜色"，服桃花能够"面色如桃花"，桃胶、桃毛能活血化瘀、促使血行，桃仁不仅能够活血化瘀而改善人体的血液循环，还能够润肠通便排出体内代谢产物与毒素。因此，桃之药用，使人面色红润，肌肤润泽，大便畅通，精神饱满，尽显养颜益寿之效。

桃仁是一味十分常用的中药，药用本身也体现了尊老敬老的情感。对于老年人用药，古人有着特殊的要求。《医学入门·外集》称老人"任有外邪，忌大吐汗下，宜平和药调之。"其指出老年性疾病用药，药性宜平和，祛邪应慎攻伐。其中，老年性便秘多与肠道干涩排便不畅、气虚血瘀排便无力有关，治疗时当以扶正缓泻为法，不可滥用峻泻之剂。桃仁性用平和，富含油脂，能够润滑肠道，达到缓泻的目的。同时，桃仁还可活血化瘀，促进气血的流动，增强排便的动力，在深合老年人疾病用药要义的同时，彰显了中医用药对老者的仁爱之心。

虽然西王母的仙桃凡人无法企及，但桃能长寿的理念与尊老敬老的情感却借此深深植入国人内心，成为祝寿文化贺寿的重要一环。

❷ 菊酒贺寿祝久视

酒是欢庆宴席中不可缺少之物，寿宴上也同样离不开酒，只是祝寿之酒有其特定的内涵和特色，其中最为常用的祝寿酒便是菊花酒，与菊的寓意和作用有关。

菊本作"蘜"。《本草纲目·草部》曰："从鞠，穷也。月令九月，菊有黄华。华事至此而穷尽，故谓之蘜。"其指出"鞠"有穷尽的含义。农历九月入秋，万物逐渐萧瑟，唯菊能够傲然绽放于群芳凋敝之际，而在其盛开之后，一年中的花事亦就此结束，故得"蘜"之名。在长辈寿诞之日，敬上菊花酒，祝愿长辈在迟暮之年依旧能够绽放出绚烂的花朵、焕发青春、充满活力。

菊色泽多样，但"以黄为正"，将黄菊列为菊之正宗。人至暮年好比是日至夕阳，黄色是夕阳照亮天空之色，寓意了晚年的美满。同时，古人又以"黄发鲐〔tái〕背"形容长寿的老人，体现了黄色与长寿间的关联。可见，在尊老敬老的文化中，黄菊之色泽又与长辈老者无比的契合。

菊花是一味十分常用的药食两用品，单用、入药配伍皆有佳效。人在进入老年以后，身体各项功能出现不同程度的退化，表现于外则为老眼昏花、须发花白、记忆减退、听力下降等，影响老年人的生存、生活质量。菊花性味甘寒，能养肝明目、清肝泻火、解毒祛邪、乌发延年，自古以来就是延年益寿佳品，故得"延寿客"美名。

可以说，以菊祝寿，无论是从其名、其色，还是其用，都能够展现出小辈对长辈晚年幸福，健康长寿的祈愿，而"酒"又通"久"更是蕴藏着这份祈愿的长久与绵长。

❸ 寿面贺寿道福绵

伴随着文化的融通与经济的发展，现如今的贺寿宴早已不再受到地域食材、烹饪方式的束缚，菜色丰富而多样。但寿宴中无论菜色如何的转变，有一道食品却是"雷打不动的"，这便是长寿面。

寿面风俗看似与中医药并无关联，但其风俗的萌芽与发展却是根源于中医药对脾胃的重视。脾胃为后天之本，气血生化之源，任何药物的治疗都不能以损伤脾胃为代价。老年人脾胃功能渐弱，在日常的饮食与养护中通常需要搭配一些易于消化的食材。《礼记·月令》记载："仲秋之月……养衰老，授几杖，行糜粥饮食。"在古时为了表达尊老敬老的情感，糜粥由于其养脾胃、易消化的特性而被用于对老人的款待，以及对老人健康长寿的祝福。面食在特性上与糜粥相似，随着小麦在中原的普及，以及磨面技术的发展，面条则逐渐代替糜粥成为贺寿文化的重要环节。

"面"古时又称"汤饼"，在宋代《猗觉寮杂记》中有"唐人生日多俱汤饼，世所谓长命面者也"的描述，可见早在唐代便已有了过生日吃长寿面的习俗。不仅如此，《新唐书》还记载有这样一段典故：武则天在位期间，当时还是临淄王的李隆基过生日，其妻子王氏的父亲想表达一些心意，但由于当时李唐宗室长年生活在武则天的阴影下，生活十分窘迫。于是，他便将身上的紫半臂脱下，换了一斗面，为李隆基庆生。待李隆基登基后，一次王皇后犯错惹恼了李隆基，有了罢黜皇后的念想。这时王皇后哭着恳请他念及旧时其父亲以"紫半臂易斗面"之情宽恕她。李隆基受到打动，废后的事也暂时停下。虽然从价值来看长寿面远不及王氏父亲的紫半臂，但却能够受到李隆基如此的重视，足以见得庆生吃寿面对古人的重要意义。对此《清稗类钞·风俗》这样解释："馈人以生面及炒熟之面，面条长，取其緜緜（绵绵）不断长寿之意也。"

不过，清汤挂面有时显得意犹未尽，为了增添面条的口感，古人还会增加一些辛香料，在辣椒尚未传入我国的当时，往往会用到一味中药材——吴茱萸。唐代李颀在《九月九日刘十八东堂集》中云："风俗尚九日，此情安可忘。菊花辟恶酒，汤饼茱萸香。"在重阳时节举国为长辈设宴祈寿时，会以茱萸烹调汤饼。人至暮年常伴有食欲减退，而此时天气又逐渐转凉，吴茱萸性温而味辛，既能够辛香以醒脾胃，又能温中以助运化，起到提味、保健的双重功效，与寿面一样同样融合了对长辈健康的祝福。

透过古时祝寿风俗，可以由衷感受到小辈对长辈养育之恩的感念。或许如今祝寿的形式越来越丰富，但这流传千年的孝道及尊老敬老的风尚却从未曾因祝寿形式的改变而消失。

第三节　寓寿延福

日月星辰，斗转星移而亘古不变；山河海川，峻险波澜而千秋不灭。相较于日月山河的周而复始，生生不息，人的寿命却只是如"沧海之一粟"。《淮南子·卷四地形训》记载："昆仑之丘，或上倍之，是谓凉风之山，登之而不死。"又曰："疏圃之池，浸之黄水，黄水三周复其原，是谓丹水，饮之不死。"因而为了消除内心对死亡的恐惧，表达对长生的渴求及向往，诞生出了对日月、山河等的自然崇拜，并寄希望借此达到长生。

于此，日月山河成为传统寿文化中"长寿长生"的象征符号。《小雅·天保》中"如月之恒，如日之升，如南山之寿，不骞不崩"一句道出了寿文化与日月山河的渊源。屈原的《九章·涉江》之中也同样发出了"与天地兮比寿，与日月兮齐光"的感慨。后来，这份渊源也逐渐演化形成如"寿山福海""河清人寿""海屋添筹"等固定成语被人用作祝福长寿。"福如东海，寿比南山""日月同辉，天地同寿"更是成为传统文化中脍炙人口的用以祝寿的名言佳句。

由此，寿文化中特别衍生出一类以生命周期长为特色的祥瑞之物，这些祥瑞之物中有些便是中药。

❶ 鹤衔灵草传寿语

鹤贵为"羽族之长"，被称为"一品鸟"。不仅如此，鹤在中国传统寿文化中同样占有一席之地，寓意着长寿。

刘敬叔《异苑》曾记载了这样一则故事：晋太康二年冬，大寒，南洲人见二白鹤语于桥下曰："今兹寒不减尧崩年也。"于是飞去，说是两晋时期，有两只白鹤在谈论尧帝年代所发生的事，足见白鹤寿命之长，遂引申为成语"鹤语尧年"。《淮南子·说林训》则记载："鹤寿千岁，以极其游；蜉蝣朝生而暮死，而尽其乐。"以生命短暂的蜉蝣来衬托鹤的长寿。因此，在古时鹤龄、鹤寿都被作为民间祝寿的吉祥之词，而白鹤的羽毛，也常用于比喻人的白发，成为长者的象征。

同时，白鹤体态飘逸优雅，以"喙、颈、腿"细长为征，有着超凡脱俗，仙风道骨之貌。于是便与"仙"字产生了联系，故有"仙鹤""仙禽"之称。一味中药，因其植株细长，形似仙鹤之喙，故而名之"仙鹤草"。

其性用平和，能补虚强体，促使疲劳恢复，民间常以之与红枣同用，长期服用可使人体强壮，具有延年益寿、抗疲劳之效，故又名"脱力草"。同时，古代的玉佩上常雕刻有"鹤衔灵芝"的图纹，相传灵芝本属仙界，是由鹤衔来赠予凡间。仙鹤草正是借鹤"沟通仙凡"的特征，以"仙鹤"的仙气，又突出其在出血、劳伤方面的治疗功效和延年益寿中的应用。

鹤寄托了古人的成仙梦想，成为象征长寿的符号。因而，常与长寿的灵龟、白鹿组成龟鹤同龄、鹤鹿同春等各种寿图。仙鹤草之名，也正是借鹤在寿文化的形象，寓意了古人对健康长寿的祝福。

❷ 松木常青寓寿久

白居易在《效陶潜体诗十六首》中记载："无穷者日月，长在者山川。松柏与龟鹤，其寿皆千年。"将松柏与亘古不灭的日月山川、遐寿千载的灵龟野鹤同称，赋予长寿、高寿的寓意。古语云："福如东海长流水，寿比南山不老松。"松可以说是福寿文化中不可或缺的一部分。

隆冬之际，万物凋敝，松仍郁郁葱葱，尽显苍翠盎然之态。然松树的四季常青，并非因其叶片不落，而是老叶的枯萎与新叶的发芽并行，维持着相对的平衡。自然界中，万物生长都依赖于阳光的温煦，夏日阳长阴消，万物生发茂盛，冬日阴盛阳消，万物则枯萎萧瑟。松能够在冬日严寒之际，依然能够有着新芽的升发，其体内必然有着充足的阳气，赋予了松入药时的温热之性，并且松拔地参天，其阳气能够从根部布散全树，又赋予其行散之力。

松叶、松花、松根、松脂都可入药，其功效相近，皆具温热之性，功善行散，能够温燥祛湿、祛风散寒，可用于治疗风湿痹痛、湿疹湿疮的治疗。当松树经砍伐之后，本应向上升发的阳气无处散发汇聚于根部，则成为另一味药物的能量来源，那就是茯苓。茯苓寄生于砍断的松树根，因其吸取了"不老松"的养分而生，故有"松腴"之称谓。茯苓性质平和，能够健脾养心，利水渗湿，被《神农本草经》列为"久服安魂养神，不饥延年"之上品。不仅如此，松脂埋藏于地底千年之后则又化身为"红松脂"——琥珀，具有镇静安神、活血化瘀、利水通淋之效，尤其适宜于老年人的养生保健与疾病治疗。

在终老之时儿孙能够有所作为，尽享儿孙膝下承欢，可以说是每个长寿之人的梦想。松一身是宝，连寄生其上的茯苓同样如此，保护着人类的康健。松树就如同一位百岁老人一般，儿孙绕膝，且各个皆有所为，享受着五代同堂的天伦之乐。不仅如此，这埋藏于地底千年所化身的琥珀，又好似寓意着这个家族未曾衰落，依然能够看到老人曾经的辉煌，这也即是老子所说的"死而不亡者寿"。

❸ 灵石亘古寄寿愿

相较于有生命的鸟兽虫鱼，自然界中的金石玉器由于稀少而难以挖掘，久存而不易腐坏，可破而难以夺坚的特性，集天地精华之气而成，是与天地同寿，日月同辉的存在，寓意着永恒。因此，为了期许生命能与日月天地并肩共存，古人便将目光投向了矿石。

《神农本草经》中所记载的46味矿物药中有近半数的药物为列上品，被认为具有养生延年之效。葛洪在《抱朴子内篇·仙药》中则更是有着这样的描述："服金者，寿如金；服玉者，寿如玉。"形成了古时服石养生的文化现象，尤其是在魏晋服食五石散更是成为一种社会风尚。

关于五石散，目前认为其由紫石英、赤石脂、石硫黄、白石英、石钟乳这五种矿物药组成。五味药物均为温煦之品，相互搭配能振心阳、温肺阳、暖脾阳、壮肾阳，用于心阳不足之手足不温、肺阳不足之阳虚冷喘，脾阳不足之久泻久利，肾阳不足之不孕不育，可治疗全身一切阳虚之证。在服用之后，其温煦之力在一定程度上发挥助阳延寿的同时，也会产生一种全身发热，飘飘欲仙之感。

在魏晋时期，社会动荡，道家老庄思想盛行。《庄子·秋水》记载："吾闻楚有神龟，死已三千岁矣，王巾笥而藏之庙堂之上。此龟者，宁其死为留骨而贵乎，宁其生而曳尾于涂中乎？"庄子以龟为喻，表达了其向往龟一般游弋于泥地之中，安稳自在的雅逸生活。生活的洒脱，不为世俗所烦恼，被认为是长寿的最高境界。《全晋文·王羲之杂贴》中写道："服足下五色石膏散，身轻，行动如飞也。"。五石散所带来的飘飘欲仙之感，正是契合这样了一种境界，可以暂时超脱尘世的纷争，体会片刻的自由与惬意。因而，五石散也成为当时名士们追求自由潇洒、不滞于物、不拘礼节过程中的一种精神寄托。

服石之风直至隋唐以后才逐渐消歇下来。它本身的副作用也被医家所正视。如今矿石采挖技术的发展，许多矿物药已不再稀有，但并未磨灭矿石在人们心中的地位。从家居小院到皇家园林，从亭台水榭到植栽盆景，都会出现"石"的身影来比拟自然界的山脉，这些景观石有时也被称为"寿石"，这其中的原因或许正是借矿石亘古绵寿的寓意，来寄托对"寿比南山"的祈愿吧！

中药在寿文化中或是充当着延年益寿的角色，或是充当着传递祝福的媒介，抑或是充当着古人对长寿的寄托。可以说，没有寿文化，中药的传承便缺乏动力；没有中药，寿文化的理念也只是纸上谈兵。两者的相辅相成，造就了属于中华文明独特的"寿文化"，成为璀璨的华夏文化中，重要的、不可替代的一部分。

篇后记

福文化的产生源于人们对美好生活的期盼与向往。农人祈福风调雨顺，贾人求福日进斗金，子女期盼兼济天下，长辈渴望儿孙满堂，家庭的福是阖家团圆，国家的福是繁荣昌盛，不同的人群对于福有着不同的定义。家中摆放的香果，院中种植的草木，寿宴中的灵芝酒，贺词中的吉祥话，求福的方式亦是林林总总。这些对于福的诠释及求福的方式共同构成了赋有中华民族特色的福文化。

寿宴中饮温补阳气的桂酒延寿增龄，沐清热凉血的柏汁以续寿养颜，饮食中鱼生之材与紫苏芥末相配以趋福阻病，冬夏之季与萝卜生姜相应以纳福防灾，中药以其在治病养生中的药用价值在福文化中发挥着重要作用。

忘忧草而忧愁忘、合欢花而夫妻合、梅凌霜傲雪而述坚贞、槐枝繁叶茂而怀人才，柿蒂稳重，灾祸见而远避；莲心味苦，心烦遇而绕行；茱萸芳香辟秽可收邪气，灵石亘古不变性可寓寿龄。中药在其中虽然有时并不发挥直接的药用功效，或取其音，或取其形，或取其色，或取其味，或取其性，寄托着人们对福的心愿。

喜鹊登枝而兆喜化生了神医扁鹊，鲤跃龙门而成才造就了中药鲮鲤，好事成双成对的祈愿又使得蛤蚧入药时雌雄同用，中药不仅在福文化中扮演着重要的角色，同样也移默化地受到了福文化的影响而被赋予了更丰富的内涵。

　　福文化与中药，一个是中华民族生存发展的精神纽带，一个是中华民族得以繁衍昌盛的物质财富，彼此融合交织、难舍难离。

药仪文化——中药与文化的交融

跋（一）

2010 年，作为大三的学生，我开始正式学习"中药学"这门课程，也是在"中药学"的课堂上认识了杨老师，并跟随杨师在门诊抄方直至2012 年夏。2014 年初，我结束了半年的海外交流生学习项目回到上海，得知在我忙着临床实习和海外交流生学习的一年半里，杨老师带着师弟师妹一起编撰了中药通识读本《药缘文化：中药与文化的交融》一书。收到杨师亲笔签名赠言的纸质书后，感慨于杨师的勤勉治学与师弟师妹们的巧思善学，同时也为自己没能参与这样一个项目感到惋惜。

再至 2015 年，我从临床转到了教学工作，开始重新跟着杨师门诊抄方，同时也偷师学习各种教学技术与理念，提升教学能力。恰逢杨师决定再出一本《药缘文化：中药与文化的交融》的姊妹篇《药名文化：中药与文化的交融》，于是有幸加入到了该书编委会的团队中。2018 年，杨师又开始带着团队策划本书——《药仪文化：中药与文化的交融》，以凸显中药与精神文化的交融，揭示中药具有物质文化和精神文化的双重性。

初次接手《药仪文化：中药与文化的交融》撰写任务时，杨师安排我负责撰写中药与祭祀文化一章，初始只觉忐忑与茫然：什么是祭祀？祭祀是一种文化行为还是一种迷信思想？古代的祭祀仪式和其内涵思想放置于今，是否还有其意义和价值？祭祀活动中又有多少中药的元素呢……带着一系列的疑惑，我开始查阅文献、收集资料，甚至找家中的长辈探讨，在山水旅途间、在清明扫墓中、在冬至叩拜时去感悟。可以说这一章书稿的撰写是一场从理论探索到身心感悟的旅程，让我重新认识到了祭祀文化所蕴含的虔诚为重、敬畏自然、感恩识报、亲情忠义等等这些中华传统优秀美德。

后续又继续接手了图腾文化部分篇章的撰写，在这过程中又认识到图腾不仅仅是一种符号、图像，每一个图腾都是多种精神文化的高度融合以及具象表现。龙的霸气威力与包容和合，凤凰的自洁清高与烈火新生，玄武背后刚与柔的辩证统一……在撰写过程中，愈发地感受到中华文化的坚强与柔和、包容与新生。

从《药名文化：中药与文化的交融》到《药仪文化：中药与文化的交融》，两本书书稿的撰写似乎占据了5年多来大量的业余时光。自认不是一个聪明又有灵气的人，做不到文思泉涌、下笔成章，只敢踏踏实实、勤勤恳恳地去写下每一个字，组合每一句话。所以，在撰写每一篇书稿前，都需要花费大量时间去查阅本草典籍、文献资料或是相关经文诗词，从中摘录出有用的词句。再通过整理、归纳形成具体思路与提纲，最后才着手撰写书稿。有时写到一半觉着语句贫乏，再去看看纪录片或是散文诗歌，来激发写作的灵感。

5年里，我从刚入职的新教师成长为骨干教师，撰写书稿的整个过程还帮助我探寻到了"中药学"课堂教学另一种教学模式，大大丰富了课堂教学内容，牢牢抓住学生的兴趣点，中药与文化的结合成为整个课程的亮点，受到了同行教师和教学专家的肯定。

在撰写过程中受到了许多人的帮助。感恩杨师多年来的信任与鼓励，让在专业和教学上都有了新的认识与突破；感谢团队每一位成员的支持与配合，每一次的研讨交流总是能在瓶颈中带来新的突破；感激同事们的帮助与付出，在我每一次咨询专业问题时总是热情回复；在此一并致谢！

沙妙清

2023年元月

跋（二）

不知不觉地，中药与文化的交融形成了系列丛书：《药缘文化：中药与文化的交融》《药名文化：中药与文化的交融》《药仪文化：中药与文化的交融》。掩上书稿，回望历程，不觉感慨无限！

中华文明源远流长，浩瀚无边。深植于中华大地的中医药不仅是中国优秀文化的代表，凝聚着中华文明的精髓，而且与其他多元文化形成了水乳交融、密不可分的关系。在历史的长河中，这种关系已溶化于中华儿女的血液中，流淌在血脉中。曾经有一件事对我触动很大：

我曾经前往国外教授"中药学"，也在上海的医院带教来自泰国、德国等外国留学生。这些学生大多能说流利的汉语，也能正确书写、辨认汉字。但在带教的过程中，当说到一些历史典故、礼俗与中药的关系时，中国学生都能理解，产生共鸣，发出会心的笑声，而那些国际学生则茫然不知所云，毫无反应。缘何如此？文化差异也。中国学生从小浸淫中国传统文化，在日常生活中耳闻目染那些文化现象，中国传统文化已经在他们的精神世界中生根发芽。由此深感文化的魅力与力量，并萌生了撰写中药文化属性通识读本的念头。

从 2014 年起，带着几个有良好中国传统文化底蕴和中医药基础的青年才俊，开启了中药文化之旅，未曾想这一旅程一走竟然走了整整 8 年的时间，通识读本也逐渐形成了系列丛书。丛书秉承"文化引领中药，中药展示文化"的宗旨，从文化的多元性聚焦、解读中药知识，使人通过中药知识联想文化，通过文化意境理解中药，既知其然又知其所以然。

《药缘文化：中药与文化》是我们以历史典故、民俗习惯、文学名人等角度入手，初次探索了中药与文化之间的交汇融合。至《药名文化：中药与文化》则从"名"的角度聚焦文化与中药，解读本草药名背后的文化属性，将药名、文化、功用这三点连成一线，并最终搭建一个充满文化底蕴的展示平台。再至本书《药仪文化：中药与文化》，则是从各种精神文化的内涵、特征与表达形式着手，自然引入中药知识，从药名、药源、药性、药效、药用等多个方面展示中药与精神文化的交融，揭示中药具有物质文化和精神文化的双重性。

前两本书的积累与沉淀，让我们很快找到了灵感和思路，顺利拟定了篇章大纲，但同时这两本书也给我们带来了诸多压力与限制。是否继续依循前两本书的体例格式？之前出现过的药物是否能再次出现在本书中？如果重复又如何从不同的角度去挖掘药物背后的文化？

除外考虑到前两本书的内容，本书各篇章之间的选题也有颇多"冲撞"之处，如各种图腾往往是祭祀的对象，礼仪又是在祭祀流程上发展而来的仪式制度，祈福求寿是祭祀的一个最终目的，这四者之间如同一条项链被紧紧串联在一起，如何进行切分，又如何区分、彰显各自文化中的特点和核心呢？

虽然问题多多、困难重重，但出于对传统文化与中药的热爱，出于对中药文化系列读本"最终章"的完满追求，团队成员查阅本草文献、翻阅历史典籍、参考文化书籍、反复分析研讨，最终成稿。在这过程中，团队的所有人更为深刻地体会到了中药与中国传统文化的紧密融合，理解了传统文化蕴藏着的精神文明放置于今还应大力宣扬的重要意义，自豪于中药与中国传统文化的源远流长与融合创新。这种通过探索与努力收获到的专业自信与文化自信，势必将对我们今后的中医临床、课堂教学、科普宣传、课程思政建设等方面有极大的帮助和重要的意义。

在整个编写过程中，我非常欣慰，也很荣幸，见证到了整个团队的成长发展，中医学生有成长，青年教师有提升，临床医师有跨越。也愿本书为各位读者开启一扇门，架好一座桥——和大家一起从一个崭新的角度认识中药，体悟中药与传统文化的紧密交融。

本书承蒙高学敏教授百忙之中审阅赐序，在此向两位德高望重的前辈致以诚挚的敬意。同时，也对参与本书编写的各位成员的心情付出表示由衷的感谢。

杨柏灿

2023年元月

跋（二）

参考文献

[1]（西周）佚名；徐澍，张新旭译注；黄山文化书院编，易经，合肥：安徽人民出版社，1992年

[2]（战国）佚名；陈成国导读；陈成国校注，尚书，长沙：岳麓书社，2019年

[3]（战国）孟轲撰；杨伯峻，杨逢彬导读注译，孟子，长沙：岳麓书社，2019年

[4]（战国）左丘明著；（晋）杜预注，左传 上，上海：上海古籍出版社，2016年

[5]（战国）佚名；王洪图主编，内经，北京：人民卫生出版社，2000年

[6]（汉）董仲舒撰；程郁导读注译，春秋繁露，长沙：岳麓书社，2019年

[7]（汉）戴德编著；方向东译，大戴礼记，南京：江苏人民出版社，2019年

[8]（汉）应劭撰；吴树平校译：《风俗通义校释》，天津：天津人民出版社，1980年

[9]（汉）班固著；赵一生点校.汉书.杭州：浙江古籍出版社，2000年

[10]（汉）刘安等著；（汉）高诱注，淮南子，上海：上海古籍出版

药仪文化——中药与文化的交融

社，1989 年

［11］（汉）许慎撰著，说文解字，上海：上海古籍出版社，2007 年

［12］（汉）司马迁选，史记 下，上海古籍出版社，1997 年

［13］（汉）王充著；陈蒲清点校，论衡，长沙：岳麓书社，2006 年

［14］（晋）范宁集解，春秋谷梁传 附札记 一至二册，北京：中华书局，1985 年

［15］（晋）陈寿撰；（宋）裴松之注；杨耀坤，揭克伦校注，三国志 7 魏书 7，成都：巴蜀书社，2013 年

［16］（晋）郭璞注；（清）郝懿行笺疏；沈海波校点，山海经，上海：上海古籍出版社，2015 年

［17］（晋）司马彪；（宋）范晔，古典名著普及文库 后汉书，长沙：岳麓书社，1994 年

［18］（北朝）贾思勰著；齐民要术译注.上海：上海古籍出版社，2009.03：273.

［19］（梁）宗懔著；姜彦稚辑校，荆楚岁时记，长沙：岳麓书社，1986 年

［20］（宋）朱熹集注，论语，上海：上海古籍出版社；世纪出版集团，2007 年

［21］（宋）罗原撰；石云孙校点，尔雅翼，合肥：黄山书社，2013 年

［22］（宋）王安石原著，张钰翰整理，王安石全集 易解 礼记发明 字说，上海：复旦大学出版社，2016 年

［23］（元）陈澔注；金晓东校点，礼记，上海：上海古籍出版社，2016 年

［24］（清）方玉润评，朱杰人导读，诗经，上海：上海古籍出版社，2009 年

［25］钱穆著，黄帝 3 版，北京：生活·读书·新知三联书店，2012

年

［26］吕萍.满族萨满祭祀与酒［J］.满族研究，2007（01）：100-104.

［27］何天杰.论雷祖的诞生及其文化价值［J］.华南师范大学学报（社会科学版），2008，000（003）：66-72.

［28］阿平译：《印第安神话和传说》［M］.北京：中国民间文艺出版社.1985.06：56.

［29］支媛.从甲骨卜辞中的祭雨仪式看殷商时期的神人观［J］.六盘水师范高等专科学校学报，2011，23（2）：10-14.

［30］郭瑞祥."雨神崇拜"纵横谈［J］.科学与无神论，2005（03）：35-36.

［31］（战国）佚名，王洪图主编，内经，北京：人民卫生出版社，2000年

［32］（战国）佚名，彭林注译，仪礼，长沙：岳麓书社，2001年

［33］（战国）左丘明著，（晋）杜预注，左传 上，上海古籍出版社，2016年

［34］（汉）班固撰，（唐）颜师古注，宋超等标点，汉书，长春：吉林人民出版社，1998年

［35］（汉）郑玄注，（唐）贾公彦疏，黄侃经文句读，周礼注疏，上海古籍出版社，1990年

［36］（汉）许慎撰著，说文解字，上海：上海古籍出版社，2007年

［37］（汉）许慎撰，（清）段玉裁注，说文解字注，杭州：浙江古籍出版社，1998年

［38］（汉）司马迁选，史记，上海古籍出版社，1997年

［39］（晋）张华著，博物志，上海：上海古籍出版社，1990年，第31-32页

［40］（晋）杜预注，（唐）孔颖达等正义，春秋左传正义，上海：上

海古籍出版社，1990 年

［41］（晋）司马彪；（宋）范晔，古典名著普及文库 后汉书，长沙：岳麓书社，1994 年

［42］（北朝）贾思勰著；齐民要术译注．上海：上海古籍出版社，2009 年

［43］（宋）陆游撰，李剑雄，刘德权点校，老学庵笔记，北京：中华书局，1979 年

［44］（宋）吴自牧著，梦粱录，杭州：浙江人民出版社，1984 年

［45］（宋）朱熹集注，论语，上海：上海古籍出版社，2007 年

［46］（元）陈澔注，金晓东校点，礼记，上海：上海古籍出版社，2016 年

［47］（清）方玉润评，朱杰人导读，诗经，上海：上海古籍出版社，2009 年

［48］（清）张锡纯著，医学衷中参西录，太原：山西科学技术出版社，2009 年

［49］爱新觉罗·溥仪著，我的前半生，北京：中国言实出版社，2019 年

［50］思羽．合欢与鸳鸯（外一篇）［J］．红豆，2006（13）：55–57．

［51］（战国）孟轲撰，杨伯峻，杨逢彬导读注译，孟子，长沙：岳麓书社，2019 年

［52］（战国）左丘明著，（晋）杜预注，左传上，上海古籍出版社，2016 年

［53］（战国）左丘明撰，国语，上海：上海古籍出版社，2015 年

［54］（战国）庄周撰，萧无陂导读，庄子，岳麓书社，2018 年

［55］（汉）王利器校注：《盐铁论校注》（增订本），天津古籍出版社，1983 年

［56］（汉）班固撰，（唐）颜师古注，宋超等标点，汉书，长春：吉

林人民出版社，1998 年

［57］（汉）刘歆等撰，西京杂记译注，上海：上海三联书店，2013 年

［58］（汉）司马迁选，史记下，上海古籍出版社，1997 年

［59］（汉）许慎撰著，说文解字，上海：上海古籍出版社，2007 年

［60］（汉）应劭撰，风俗通义，上海：上海古籍出版社，1990 年

［61］（汉）郑玄注，（唐）贾公彦疏，黄侃经文句读，周礼注疏，上海古籍出版社，1990 年

［62］（晋）张华著，博物志，上海：上海古籍出版社，1990 年，第 31-32 页

［63］（唐）段成式著，杜聪校点，酉阳杂俎，济南：齐鲁书社，2007 年

［64］（唐）欧阳询撰，宋本艺文类聚下，上海：上海古籍出版社，2013 年

［65］（宋）李昉编纂，孙雍长，熊毓兰校点，太平御览第 8 卷，石家庄：河北教育出版社，1994 年

［66］（宋）李昉等编，太平广记 4，上海：上海古籍出版社，1990 年

［67］（宋）沈括著，金良年校点，梦溪笔谈，济南：齐鲁书社，2007 年

［68］（宋）朱熹集注，论语，上海：上海古籍出版社，2007 年

［69］（明）袁了凡撰，胡国浩导读注译，了凡四训．长沙：岳麓书社，2019 年

［70］（清）董诰，全唐文第 2 册，上海：上海古籍出版社，1990 年

［71］（清）方玉润评，朱杰人导读，诗经，上海：上海古籍出版社，2009 年

［72］（清）吴敬梓著，儒林外史，长春：吉林大学出版社，2019 年

［73］（清）严可均辑，全晋文上，北京：商务印书馆，1999 年

［74］王根林等主编，《汉魏六朝笔记小说之大观》，上海：上海古籍出版社，1999 年

［75］江世龙编著，甲骨文释读，合肥：黄山书社，2018 年

［76］徐无闻，《甲金篆隶大字典》，成都，四川辞书出版社，1991 年

［77］殷伟，程建强，《图说寿文化》，北京：清华大学出版社，2013 年

［78］张爱丹．"从茱萸纹到缠枝纹"论中国传统植物纹样的演变与应用［J］．丝绸，2014，51（7）：58-63.

［79］李贝贝．"冬葵温韭"考［J］．农业考古，2016（6）：160-166.

［80］陈振祯．中国科举谶兆文化研究［D］．福建：福建师范大学，2011.

［81］孙弋，张毅．忍冬纹传入中国后在造型、内涵及应用上的演变［J］．武汉纺织大学学报，2020，33（4）：54-58.

［82］崔建华．汉代反季节栽培与"不时不食"观念［J］．人文杂志，2011（6）：109-116.